さてどうしよう？ に答える

B型肝炎治療 30の方針

ガイドライン準拠

田中 篤 著

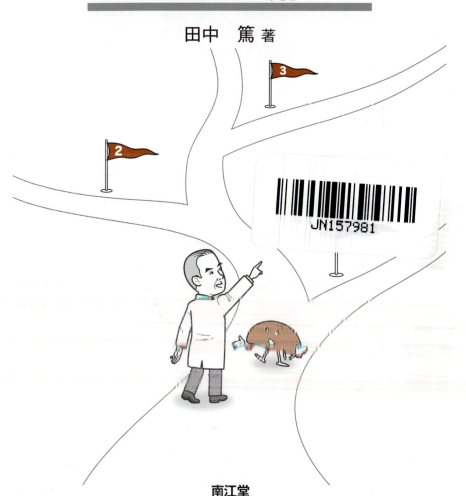

南江堂

序　文

　B型肝炎は難しい，とよく言われます．肝臓専門医として長く働いている私自身，確かにそうかも知れない，と思います．C型肝炎の場合，自然経過が比較的シンプルであり，有効性・安全性が極めて高い治療薬が存在するため，ほぼすべての感染者が治療適応となるのに比べ，B型肝炎は，治療を行うことなく臨床的治癒に至ることもある一方，急速に肝不全に陥るような激しい肝炎を起こしうるなど自然経過が複雑であり，治療介入のタイミングに迷うことがしばしばあります．治療の必要はないと判断した場合でも，それではどのように経過観察していけばよいのか，どうなったら治療に踏み切るのかを決めるのがまた難しい．その一方で，治療が必要な場合，最近は新しい薬もあるし，どの薬をどのように使えばよいのか，効かなくなったらどうするのか，どんな副作用に気をつければよいのか，……本書は，B型肝炎の患者さんを前にして，こんなふうにどちらへ進めばよいのか悩んでいる医師ないし医療関係者を主に念頭に置き，その方々に道しるべを指し示すことができればという思いから書いたものです．

　実は，本書の内容は日本肝臓学会・肝炎診療ガイドライン作成委員会が作成している「B型肝炎治療ガイドライン」(以下，本書中では「ガイドライン」と略)を下敷きとしています．ガイドラインの第1版は2013年に作成され，以後新薬の発売とともに改訂し，2018年3月現在第3版が最新版です(2018年5月に第3.1版に改訂予定)．肝炎治療のエキスパートでいらっしゃる委員の先生方によって作成されたこのガイドラインには，B型肝炎治療について文字通り「すべて」が書き込まれていると言っても過言ではなく，これを熟読いただければB型肝炎の患者さんを前にしても悩むことはないでしょう．しかしその反面，このガイドラインは「重厚長大」という表現がぴったりあてはまるボリュームで，第3版は132ページあります．多忙，かつ予備知識が十分でない医師が全体を読み通すのは容易ではありません．私は作成委員会の事務局としてガイドライン作成の裏方を務めてきた関係上，ガイドラインの裏も表もすべて知り尽くしていると自負していますが，このガイドラインをもう少し user friendly な形で紹介できないものかと以前から考えていました．

今回，南江堂のご厚意で，この私の思いを実現することができました．本書にはガイドラインのエッセンスが詰め込まれており，一冊読み通していただければガイドラインの内容はほぼ把握できます．もちろん全体を読み通す必要はなく，実臨床で遭遇する臨床上の疑問に応じて，該当するページだけを辞書を引くように参照していただいても結構です．また，臨床には携わってはいないものの広くB型肝炎についての知識を必要とされる製薬会社，行政・法律関係者の方にも，さらにはご自分の病気についてもっとよく知りたいと考えておられる患者さんにも，本書はお役に立てるものと自負しています．本書が日本でのB型肝炎治療に少しでも貢献できれば望外の喜びです．

　なお，本書はガイドラインの内容を踏まえて記載していますが，ガイドラインと矛盾のない範囲内で私自身の個人的見解を踏み込んで記した箇所もあり，記載された内容の責任はもちろん私自身にあります．また，参考文献は膨大になりますので一切省略しています．必要な場合にはガイドラインの該当箇所をご参照いただければ幸いです．

　最後に，本書の構成を立案するにあたりお忙しいなか貴重なアドバイスをいただいた，日本肝臓学会・肝炎診療ガイドライン作成委員会委員である大阪労災病院副院長の平松直樹先生，武蔵野赤十字病院消化器科部長の黒崎雅之先生に，この場をお借りして深謝いたします．

2018年4月

帝京大学医学部内科学講座　教授
田中　篤

目　次

口絵

第1章　～キホンをおさえる～ B型肝炎 Q&A

Ⓐ そもそもの…疫学 …………………………………………………2
- Q1. そもそも，B型肝炎ウイルスとは？ ………………………2
- Q2. 乳幼児感染後にたどる経過は？ ……………………………3
- Q3. 乳幼児感染を防ぐために何をすべきか？ …………………5
- Q4. ユニバーサルワクチンとは？ ………………………………6
- Q5. 成人感染後にたどる経過は？ ………………………………7
- Q6. B型急性肝炎発症後の経過は？ ……………………………8
- Q7. 劇症肝炎とは？　その定義・成因は？ ……………………9
- Q8. B型肝炎ウイルスの"再活性化"とは？ …………………10
- Q9. 再活性化を予防するにはどうする？ ………………………11
- Q10. B型慢性肝炎での発癌リスクは何だろう？ ………………13

Ⓑ 治療を始める前に …………………………………………………14
- Q11. どんなHBVキャリアが治療適応になる？ ………………14
- Q12. HBVキャリアの治療目標は何か？ ………………………15
- Q13. HBs抗原とは？ ……………………………………………17
- Q14. HBs抗原の試薬はどう違うのか？ ………………………19
- Q15. HBs抗体・HBc抗体とは？ ………………………………21
- Q16. HBe抗原陽性・陰性の違いは？ …………………………22
- Q17. HBV DNA量とは？　その測定法は？ …………………23
- Q18. HBV DNA量の表記にはどんな変遷があるか？ ………24
- Q19. HBコア関連抗原とは？ ……………………………………25

◉ 各治療薬を知る ……………………………………26
- Q20. Peg-IFNとは？ …………………………………26
- Q21. 核酸アナログとは？ ……………………………27
- Q22. Peg-IFNと核酸アナログはどう違うのか？ …28
- Q23. Peg-IFNの治療成績は？ ………………………30
- Q24. Peg-IFNで注意すべき副作用は？ ……………32
- Q25. 核酸アナログ各製剤の特徴は？ ………………33
- Q26. 核酸アナログの治療成績は？ …………………34
- Q27. 核酸アナログで注意すべき副作用は？ ………35
- Q28. 核酸アナログの"薬剤耐性"ってどういうこと？ …36
- Q29. 核酸アナログを中止する必要条件と中止後の再燃リスクは？ ………37
- Q30. 核酸アナログはどのようなときに変更する必要があるか？ ……………38

第2章　Caseで学ぶB型肝炎治療

◉ 治療介入のタイミング ………………………………42
- Case 1. "無症候性キャリア"って何？　治療は必要？ ……42
- Case 2. 無症候性キャリアが肝炎を発症したら？ …………45
- Case 3. 1回診ただけで，非活動性キャリアと診断しても大丈夫？ ……49
- Case 4. 肝生検が必要なのはどんな場合？ …………54
- Case 5. 慢性肝炎の治療が必要！①〜まずはどうする？〜 …57
- Case 6. 慢性肝炎の治療が必要！②〜核酸アナログ，どれを使う？〜 …61
- Case 7. 肝硬変の治療が必要！〜治療方針はどうする？〜 …65
- Case 8. 核酸アナログの中止後，また肝炎が再燃した！ ……67
- Case 9. 急性肝炎にはどう対応する？ ……………69
- Case 10. 劇症肝炎疑いの患者が来た！ ……………72
- Case 11. 再活性化予防を他科から相談されたら ……76

◉ 治療中に考えるべきこと …………………………81
- Case 12. Peg-IFNの治療効果があまりみられないが… …81

- Case 13. LAM 単剤が効いている場合どうする？ ……………………84
- Case 14. LAM 単剤が効いていない場合どうする？ …………………86
- Case 15. ETV 単剤が効いている場合どうする？ ……………………88
- Case 16. ETV 単剤が効いていない場合どうする？ …………………90
- Case 17. TDF 単剤が効いている場合どうする？ ……………………92
- Case 18. TDF 単剤が効いていない場合どうする？ …………………94
- Case 19. TAF 単剤が効いている場合どうする？ ……………………96
- Case 20. TAF 単剤が効いていない場合どうする？ …………………98
- Case 21. LAM＋ADV 併用が効いている場合どうする？ ……………99
- Case 22. LAM＋ADV 併用が効いていない場合どうする？ ………102
- Case 23. その他の併用治療はどうする？ ……………………………104

◯ 特殊なケース …………………………………………………………107

- Case 24. 非代償性肝硬変！ 核酸アナログはもう使えない？ ………107
- Case 25. 核酸アナログ治療で発癌リスクは本当に減る？ ゼロになる？ ……………………………………………………110
- Case 26. 「核酸アナログ治療をやめたい！」と言われたら …………113
- Case 27. 妊娠した HBV キャリアが紹介されてきたら ………………117
- Case 28. HCV にも感染している！ 治療はどうする？ ……………121
- Case 29. HIV にも感染している！ 治療はどうする？ ……………124
- Case 30. 腎機能障害・透析中の患者にはどう対応する？ …………128

索引 ……………………………………………………………………………131

口　絵

◆ ゼフィックス

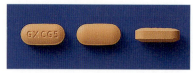
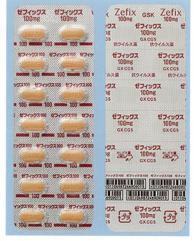

ラミブジン
(lamivudine：LAM)
［グラクソ・スミスクライン］
100mg 錠

◆ ヘプセラ

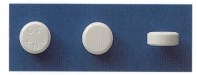
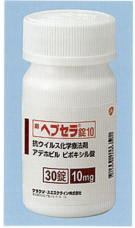

アデホビル ピボキシル
(adefovir pivoxil：ADV)
［グラクソ・スミスクライン］
10mg 錠

◆ バラクルード

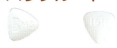
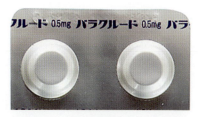

エンテカビル水和物
(entecavir hydrate：ETV)
［ブリストル・マイヤーズ スクイブ］
0.5mg 錠

◆ テノゼット

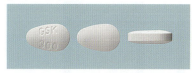
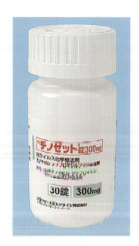

テノホビル・ジソプロキシルフマル酸塩
(tenofovir disoproxil fumarate：TDF)
［グラクソ・スミスクライン］
300mg 錠

口絵

◆ ベムリディ

  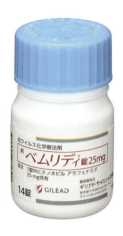

テノホビル・アラフェナミド
(tenofovir alafenamide：TAF)
［ギリアド・サイエンシズ］
25mg 錠

◆ ペガシス

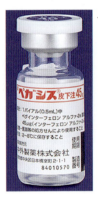 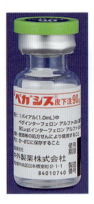 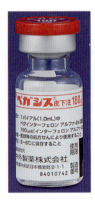

ペグインターフェロン α2a（PEG-IFNα-2a）
［中外製薬］
45μg 0.5mL
90μg 1mL
180μg 2mL

第1章
～キホンをおさえる～
B型肝炎Q&A

Q1 そもそも，B型肝炎ウイルスとは？

　B型肝炎ウイルス（hepatitis B virus：HBV）はヘパドナウイルス科に属する，直径約42 nmの球状DNAウイルスである．HBV持続感染者は世界で約4億人存在すると推定され，日本におけるHBVの感染率は約1%である．

　ウイルス本体はDane粒子と呼ばれ，完全閉環二本鎖DNA（covalently closed circular DNA：cccDNA）やDNAポリメラーゼ，逆転写酵素などを包含する芯（コア）と外殻（エンベロープ）の二重構造をとる．HBs抗原はDane粒子の外殻を構成する蛋白抗原であり，Dane粒子のほか，中空粒子，小型球形粒子など血中に放出される蛋白の外殻に存在する．HBe抗原は芯の一部を構成する蛋白で，HBVの増殖力が旺盛な場合可溶性蛋白として血液中に流出する（図1）．

　同じウイルスでも，インフルエンザウイルスやヒト免疫不全ウイルス（human immunodeficiency virus：HIV）などはウイルスそのものに細胞傷害性があり，それぞれ感染した細胞を破壊する．一方，HBV自身には細胞傷害性がないか，あっても軽度である．肝細胞障害は，主としてHBV感染細胞を排除しようとする宿主の免疫応答である細胞傷害性T細胞による細胞性免疫によって引き起こされる．この他にも抗原特異的ヘルパーT細胞，マクロファージ，ナチュラルキラー細胞，ナチュラルキラーT細胞などの免疫担当細胞が炎症，病態形成に関与する．

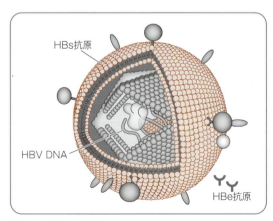

図1　HBVの構造

Q2 乳幼児感染後にたどる経過は？

　乳幼児期にHBV感染が起こった場合，90％以上の症例では宿主の免疫応答が未熟であるためHBVを排除することができず持続感染にいたるが，HBVに対する免疫寛容が続き肝細胞障害も起こらない状態，すなわち <u>無症候性キャリア</u> となる（<u>免疫寛容期</u>）．その後，時期は様々であるがHBVに対する免疫応答が活発となり，肝細胞障害が起こってALT値が上昇する（<u>免疫応答期</u>）．免疫応答期に入ると多くの症例ではHBV DNAの増殖が抑制され，HBe抗原が消失しHBe抗体が出現する（<u>HBe抗原セロコンバージョン</u>）．その結果，肝炎は鎮静化し，HBV DNA量は低値となってALTは正常化する（<u>非活動性キャリア</u>）．さらに一部の症例ではその後HBs抗原が消失しHBs抗体が出現して（<u>HBs抗原セロコンバージョン</u>），臨床的には治癒とされる（図2）．

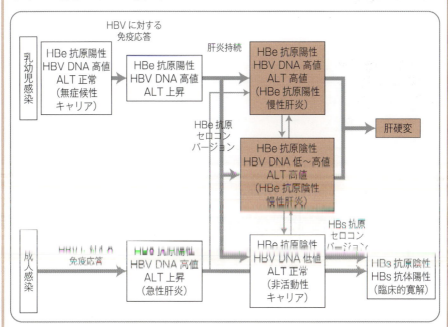

図2　HBV持続感染者の自然経過
　（日本肝臓学会　肝炎診療ガイドライン作成委員会（編）．B型肝炎治療ガイドライン（第3版），2017: p.2 より許諾を得て転載）（http://www.jsh.or.jp/medical/guidelines/jsh_guidlines/hepatitis_b）（2018年2月閲覧）

一方，無症候性キャリアのうち約10％の症例では免疫応答期に入ってもHBV DNA増殖抑制やHBe抗原セロコンバージョンが起こらず，肝細胞障害が長期間持続する（HBe抗原陽性慢性肝炎）．また，HBe抗原セロコンバージョンを起こした症例のうち10〜20％では，HBe抗原セロコンバージョン後，HBe抗原陰性の状態でHBVが再増殖し，肝炎が再燃する（HBe抗原陰性慢性肝炎）．また，4〜20％の症例では，HBe抗体消失ならびにHBe抗原の再出現（リバースセロコンバージョン）を認める．

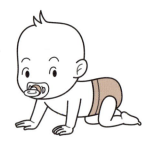

Q3 乳幼児感染を防ぐために何をすべきか？

　かつて日本ではHBVキャリアの母親から，出産時に経産道的にHBVが感染する母子感染（垂直感染）が極めて高率に起こっていた．母親の血液中に存在する多量のHBVが児に感染し，免疫機構が未成熟であるため持続感染にいたっていたわけである．この母子感染を防ぐため，1986年からHBV母子感染防止事業が行われるようになり，現在では乳幼児感染のなかでも母子感染はほぼ根絶されている．

　妊娠が判明すると，まずすべての妊婦に対してHBs抗原を公費負担で測定する．HBs抗原陽性であった場合には，当初はHBe抗原陽性妊婦からの出生児を，1995年からはすべてのHBs抗原陽性妊婦からの出生児を対象として，出生後のHBV母子感染防止処置が行われている．以前は出生時にはHBIG（抗HBsヒト免疫グロブリン）のみを筋注し，2ヵ月以降にHBワクチンを皮下注していたが，2013年には日本小児科学会などの要請により指針が変更され，現在は出生直後にHBワクチン・HBIGを，さらに生後2ヵ月，生後6ヵ月の2回HBワクチンを接種する方法が推奨されている（図9[p.119]参照）．

　しかし，乳幼児感染のなかでも父子・同胞間での感染など家族内での感染，また保育所など周囲からの感染は完全に根絶されてはおらず，乳幼児期感染に起因する若年の無症候性キャリアが存在する．母子感染防止事業開始後，1986〜2008年に産まれたHBV感染小児57例（平均年齢9.8歳）の感染経路を検討した報告によれば，67％では母子感染予防策がとられていなかったケースだったが，その一方で父子感染が24.5％，同胞間感染が3.5％を占めていた．小児のHBVキャリアは血中HBV DNAが高値であり，血液のみならず尿，唾液，涙，汗などの体液中にもHBVが存在し，潜在的感染源となる．

　このように，母子感染防止事業，すなわちHBVキャリアの母親から産まれる児のみにワクチンを接種する方策のみでは乳幼児感染を完全に防止することはできず，すべての新生児を対象としたユニバーサルワクチンが必要である．

A そもそもの…疫学

Q4 ユニバーサルワクチンとは？

　HBV キャリアの母親から産まれる児を対象とする母子感染防止事業，すなわち新生児への抗 HBV ヒト免疫グロブリンおよび HBV ワクチン接種によって日本の HBV キャリア率は大きく減少した．しかし，乳幼児期における HBV 感染経路は母子感染だけではなく，家族内あるいは周囲からの水平感染も存在する．水平感染による HBV 感染が一過性に終わり HBV キャリアにならずに済んだとしても既往感染者として体内に微量の HBV が残存する可能性があり，将来の HBV 再活性化のリスクが残る．

　かねてから WHO では，「すべての新生児に対して HBV ワクチンを接種する」というユニバーサルワクチンを勧奨していた．WHO の勧告によれば，HBV 感染の有病率が高い国はもちろん，低〜中程度の国においても乳児に対するワクチン接種の導入が勧められるとしている．すべての妊婦に対して HBs 抗原のスクリーニングを行い，HBs 抗原陽性の母親の場合，産まれた児に抗 HBV ヒト免疫グロブリンおよび HBV ワクチン接種を行う，とする母子感染予防策が米国 CDC（Center for Disease Control and Prevention）から勧告されたのは日本よりも 2 年遅い 1988 年だが，米国では早くも 1991 年にはユニバーサルワクチンが導入され，2008 年の時点では小児の接種率は 93.5％ に達している．この結果，全人口における B 型急性肝炎の罹患率は，1990 年には 10 万人あたり 8.5 人だったが，2005 年には 1.9 人に減少している．また，HBV の高浸淫国である中国や台湾でも，ユニバーサルワクチンの導入により小児における HBV キャリア率が大幅に減少しており，ユニバーサルワクチンの有効性は明らかである．

　日本でもかねてより HBV に対するユニバーサルワクチンの必要性が叫ばれていたが，2016 年 10 月より 0 歳児を対象に原則無料で受けられる定期接種となった．1 歳になるまでに 3 回のワクチン接種が必要となる．このユニバーサルワクチン導入によって，HBV キャリアの減少だけでなく，成人期の HBV 水平感染や HBV 既往感染からの再活性化も減少することが期待される．

A そもそもの…疫学

Q5 成人感染後にたどる経過は？

　乳幼児と異なり，成人では免疫応答が発達しているため，HBV 感染後早期に HBV に対して免疫応答が起こり，急性肝炎を発症する．すなわち HBV に感染した肝細胞が細胞性免疫その他の免疫応答によって破壊され，肝細胞障害が起こって ALT 値が上昇する．通常は ALT 値の軽度〜中等度の上昇にとどまり，全身倦怠感や黄疸などの自覚症状も軽度である症例が多い．自覚症状がなく不顕性感染のまま治癒する症例もある．しかしその一方，1％程度の症例は重症肝炎・劇症肝炎を発症する．

　HBV に対する免疫応答によって HBV が排除され ALT は正常化し，HBe 抗原セロコンバージョン，次いで HBs 抗原セロコンバージョンが起こり肝炎が鎮静化して臨床的治癒にいたる（図2［p.3］参照）．しかし，近年はゲノタイプ A の HBV 感染の増加により，成人期の感染でも急性肝炎後 HBV が排除されず HBe 抗原陽性・陰性慢性肝炎に移行する症例が増えている．また，成人期の HBV 感染後の臨床的治癒においても HBV 再活性化のリスクがある．

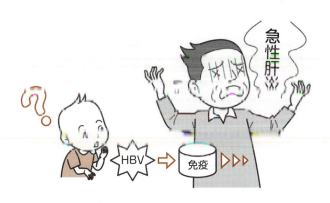

A そもそもの…疫学

 B型急性肝炎発症後の経過は？

　HBVに対する免疫応答が十分発達した思春期〜成人期にHBVに感染すると，HBVを排除するため細胞性免疫を中心とした免疫応答が生じる．その結果，トランスアミナーゼの上昇を伴う肝細胞障害をきたして急性肝炎を発症し，時には黄疸や全身倦怠感，悪心などの全身症状を伴う．しかし，B型急性肝炎は自然治癒傾向の強い疾患であり，9割以上の症例では無治療のままHBV DNAの増殖は抑制されALT値は低下して正常化する．感染初期に陽性だったHBe抗原は陰性化してHBe抗体が出現し，それに続いてHBs抗原陰性・HBs抗体陽性となり，最終的にHBVが排除され，一過性感染に終わる．このような経過であれば核酸アナログによる治療の必要はない．
　一方，肝炎が重症化し劇症肝炎へ進展する可能性がある場合には速やかに核酸アナログを投与する．また，なかにはHBVが排除されないままHBs抗原が陰性化せず，慢性化する症例が存在する．慢性化の可能性が高ければ核酸アナログによる治療を開始する．現在日本におけるB型急性肝炎の症例の半数以上がHBVゲノタイプAの症例であるが，HBVのなかでもゲノタイプAは急性感染後慢性化しやすいことが知られている．B型急性肝炎の症例をみた場合，HBVゲノタイプも必ず確認し，ゲノタイプAであれば経過を注意深く観察し，HBs抗原陰性化の有無を確認する．
　なお，性感染が主たる感染経路であるB型急性肝炎では，HIV感染症を合併している可能性がある．HIV感染症の治療に際しては薬剤耐性を避けるために3剤以上の抗HIV薬が必要である．現在日本でB型肝炎に対し使用可能な核酸アナログは，抗HIV作用も有している．したがって，B型急性肝炎の症例に対してHIV共感染に気づくことなくETVやTDF，TAF単剤による治療を開始してしまうと，HIVに対する抗ウイルス作用が十分ではなく，薬剤耐性HIVが産生されるリスクがある．B型急性肝炎症例ではHIV感染の有無も必ず確認すべきである．

Q7 劇症肝炎とは？ その定義・成因は？

　急性肝不全は劇症肝炎を包含する概念で,「正常肝ないし肝予備能が正常と考えられる肝に肝障害が生じ,初発症状出現から8週以内に,高度の肝機能障害に基づいてプロトロンビン時間が40％以下ないしはINR値1.5以上を示すもの」と定義されている.急性肝不全のうち,ウイルス,自己免疫,薬剤などを原因とした肝炎に基づくものが劇症肝炎であり,日本における劇症肝炎の約40％はHBVによるものである.B型劇症肝炎の成因は,急性感染（急性肝炎）からの劇症化と,キャリアからの急性増悪に大別される.新たに策定された急性肝不全の成因分類では,キャリアからの急性増悪はさらに,①無症候性キャリアからの急性増悪（誘因なし）,②非活動性キャリアからの再活性化,③既往感染の再活性化（de novo肝炎）の3つに分類される.

　急性感染からの劇症化とキャリアからの急性増悪はその病態,予後が異なっている.前者はウイルスが排除される過程にある肝炎であり,ウイルスの減少とともに肝炎の改善が期待できる.一方,後者は持続感染状態のキャリアにおいてHBVの再増殖が起こって発症する肝炎であり,ウイルス増殖と肝炎が持続する.急性感染例の内科的治療による救命率が53％と比較的良好であるのに対して,キャリアからの急性増悪では16％と不良である.特に無症候性キャリアおよび既往感染者の再活性化による劇症肝炎は予後不良である.

　急性感染とキャリアの鑑別は,肝炎発症前後の肝炎ウイルスマーカーを指標にするが,両者の鑑別が困難なことも多い.発症前のHBs抗原の有無および経過中のHBs抗体の陽性化により,急性感染とキャリアの急性増悪を鑑別する.急性感染であれば発症前のHBs抗原は陰性（HBs抗体とHBc抗体も陰性）であり,発症時にはHBs抗原陽性になるものの,肝炎終息に伴ってHBs抗原は再び陰性,HBs抗体は陽性となる.ただし,肝炎発症前あるいは発症時に免疫抑制・化学療法を受けている場合などHBV再活性化による劇症肝炎の場合,ことにde novo肝炎では,発症前HBs抗原は陰性（HBs抗体and/or HBc抗体は陽性）である.

Ⓐ そもそもの…疫学

Q8 B型肝炎ウイルスの"再活性化"とは？

　HBs抗原陽性のHBVキャリアでは，ALTが上昇している慢性肝炎患者，ALTが正常でHBV DNA低値の非活動性キャリアのいずれにおいても，HBV増殖と宿主の免疫応答とが平衡状態にある．この状態で免疫応答を低下させる免疫抑制薬や抗がん薬が投与されると，平衡状態が崩れ，HBV増殖が急速に高まってHBV DNA量が増加することがある．また，HBs抗原が陰性となった既往感染者でも体内からHBVが排除されたわけではなく，肝細胞核内に残存するcccDNAを鋳型としたHBV増殖は続いており，これを宿主の免疫応答が抑えている状態である．ここに免疫抑制薬や抗がん薬が投与されると，やはりこの平衡状態が崩れ，HBV DNA量が増加しうる．このように，HBVキャリアないし既往感染者において免疫抑制薬やがん化学療法などによりHBVが再増殖することをHBV再活性化と称する．HBV再活性化は，キャリア（HBs抗原陽性）からの再活性化と，既往感染者（HBs抗原陰性，かつHBc抗体またはHBs抗体陽性）からの再活性化との2種に分類される．既往感染者からの再活性化による肝炎は，「*de novo* B型肝炎」と称される．

　HBV再活性化のリスクは，主にHBV DNA量と免疫抑制の程度に規定される．HBV DNA量は慢性肝炎＞非活動性キャリア＞既往感染者であり，HBV再活性化のリスクはこの順に高い．なお，免疫寛容期にある無症候性キャリアでも，免疫抑制・化学療法の内容によりHBV再活性化，肝炎の発症，劇症化のリスクがあるが，各治療レジメンそれぞれにおける再活性化の頻度・リスクは十分明らかにはなっていない．

　免疫抑制の程度については，長期にわたる強力な免疫抑制薬投与が必要となる臓器移植・造血幹細胞移植では再活性化のリスクが最も高く，頻度は50％以上である．また，リツキシマブを含む強力な免疫抑制・化学療法を行う際は，非活動性キャリアだけではなく，既往感染者からの再活性化にも十分注意する必要がある．通常の免疫抑制・化学療法を行う際は，主に非活動性キャリアを含めたHBs抗原陽性例からの再活性化が問題となるが，既往感染者に対するステロイド単剤投与や固形癌に対する通常の化学療法でもHBV再活性化が生じたと報告されている．

再活性化を予防するにはどうする？

　HBV 再活性化による肝炎は重症化しやすくしばしば致死的となるだけでなく，肝炎の発症により原疾患の治療を困難にさせるため，発症そのものを阻止することが最も重要である．ガイドラインには「免疫抑制・化学療法により発症するB型肝炎対策ガイドライン」(図3) が掲載されており，この方針に沿って対処する．HBs 抗原陰性の既往感染者から再活性化が起こる場合まず HBV DNA が増加し，次いで HBs 抗原の陽性化，最後に ALT 値が上昇するため，再活性化を早期に検出するためには HBV DNA 量のモニタリングが欠かせない．ただし，免疫抑制薬投

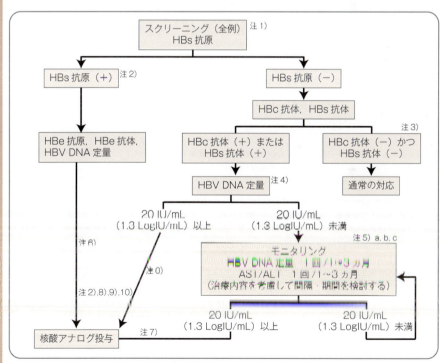

図3　免疫抑制・化学療法により発症するB型肝炎対策ガイドライン
　　（日本肝臓学会　肝炎診療ガイドライン作成委員会（編）．B型肝炎治療ガイドライン（第3版），2017: p.78 より許諾を得て転載）(http://www.jsh.or.jp/medical/guidelines/jsh_guidlines/hepatitis_b)（2018年2月閲覧）
　　（図説は次頁）

与中では HBV DNA 量に代わり高感度 HBs 抗原測定が用いられることがある．

図3 （図説）

補足：血液悪性疾患に対する強力な化学療法中あるいは終了後に，HBs 抗原陽性あるいは HBs 抗原陰性例の一部において HBV 再活性化により B 型肝炎が発症し，そのなかには劇症化する症例があり，注意が必要である．また，血液悪性疾患または固形癌に対する通常の化学療法およびリウマチ性疾患・膠原病などの自己免疫疾患に対する免疫抑制療法においても HBV 再活性化のリスクを考慮して対応する必要がある．通常の化学療法および抑制療法においては，HBV 再活性化，肝炎の発症，劇症化の頻度は明らかでなく，ガイドラインに関するエビデンスは十分ではない．また，核酸アナログ投与による劇症化予防効果を完全に保証するものではない．

注1）免疫抑制・化学療法前に，HBV キャリアおよび既往感染者をスクリーニングする．まず HBs 抗原を測定して，HBV キャリアかどうか確認する．HBs 抗原陰性の場合には，HBc 抗体および HBs 抗体を測定して，既往感染者かどうか確認する．HBs 抗原・HBc 抗体および HBs 抗体の測定は，高感度の測定法を用いて検査することが望ましい．また，HBs 抗体単独陽性（HBs 抗原陰性かつ HBc 抗体陰性）例においても，HBV 再活性化は報告されており，ワクチン接種歴が明らかである場合を除き，ガイドラインに従った対応が望ましい．

注2）HBs 抗原陽性例は肝臓専門医にコンサルトすること．また，すべての症例において核酸アナログの投与開始ならびに終了にあたって肝臓専門医にコンサルトするのが望ましい．

注3）初回化学療法開始時に HBc 抗体，HBs 抗体未測定の再治療例およびすでに免疫抑制療法が開始されている例では，抗体価が低下している場合があり，HBV DNA 定量検査などによる精査が望ましい．

注4）既往感染者の場合は，リアルタイム PCR 法により HBV DNA をスクリーニングする．

注5）
a. リツキシマブ（±ステロイド），フルダラビンを用いる化学療法および造血幹細胞移植：既往感染者からの HBV 再活性化の高リスクであり，注意が必要である．治療中および治療終了後少なくとも 12 ヵ月の間，HBV DNA を月1回モニタリングする．造血幹細胞移植後は，移植後長期間のモニタリングが必要である．

b. 通常の化学療法および免疫作用を有する分子標的治療薬を併用する場合：頻度は少ないながら，HBV 再活性化のリスクがある．HBV DNA 量のモニタリングは 1～3 ヵ月ごとを目安とし，治療内容を考慮して間隔および期間を検討する．血液悪性疾患においては慎重な対応が望ましい．

c. 副腎皮質ステロイド薬，免疫抑制薬，免疫抑制作用あるいは免疫修飾作用を有する分子標的治療薬による免疫抑制療法：HBV 再活性化のリスクがある．免疫抑制療法では，治療開始後および治療内容の変更後（中止を含む）少なくとも 6 ヵ月間は，月1回の HBV DNA 量のモニタリングが望ましい．なお，6 ヵ月以降は 3 ヵ月ごとの HBV DNA 量測定を推奨するが，治療内容に応じて高感度 HBs 抗原測定（感度 0.005IU/mL）で代用することを考慮する．

注6）免疫抑制・化学療法を開始する前，できるだけ早期に核酸アナログ投与を開始する．ことに，ウイルス量が多い HBs 抗原陽性例においては，核酸アナログ予防投与中であっても劇症肝炎による死亡例が報告されており，免疫抑制・化学療法を開始する前にウイルス量を低下させておくことが望ましい．

注7）免疫抑制・化学療法中あるいは治療終了後に，HBV DNA 量が 20IU/mL（1.3LogIU/mL）以上になった時点で直ちに核酸アナログ投与を開始する（20IU/mL 未満陽性の場合は，別のポイントでの再検査を推奨する）．また，高感度 HBs 抗原モニタリングにおいて 1IU/mL 未満陽性（低値陽性）の場合は，HBV DNA を追加測定して 20IU/mL 以上であることを確認したうえで核酸アナログ投与を開始する．免疫抑制・化学療法中の場合，免疫抑制薬や免疫抑制作用のある抗がん薬は直ちに投与を中止するのではなく，対応を肝臓専門医と相談する．

注8）核酸アナログは薬剤耐性の少ない ETV，TDF，TAF の使用を推奨する．

注9）下記の①か②の条件を満たす場合には核酸アナログ投与の終了が可能であるが，その決定については肝臓専門医と相談したうえで行う．

A そもそもの…疫学

Q10 B型慢性肝炎での発癌リスクは何だろう？

　HBVキャリアに対する治療目標は生命予後の延長とQOLの改善であり，長期生存を担保するうえで発癌リスクを評価し，発癌リスクに見合った治療介入を行うことが必要である．HBVキャリアにおいて様々な因子が発癌リスクとしてあげられており，これらは大きくウイルス側因子と宿主側因子に分けられる．

　ウイルス側因子としてはまず HBV DNA 量 があげられる．HBV DNA 量高値の症例では発癌リスクが高いことが明らかになっており，HBV 持続感染者では，ALT 正常例においても肝細胞癌が発生し，HBV DNA 量の上昇に伴って発癌率が上昇し，HBV DNA 量が 2,000 IU/mL（3.3 LogIU/mL）以上では有意に発癌率が上昇することが明らかになっている．また，HBV DNA 量が低値の症例では HBs 抗原量 が高値の場合，発癌リスクが高いことも報告されている．一方宿主側の因子としては，肝線維化進展（肝硬変）例，年齢（40歳以上），肝細胞癌の家族歴あり，などがあげられている．

　なお，HBe 抗原陽性あるいは陰性は発癌リスクとして見なされていない．HBe 抗原陽性の症例では通常 HBV DNA が高値である一方で，HBe 抗原陰性の症例は高齢で肝線維化が進展している症例が多く，HBe 抗原の有無のみによって発癌リスクが変化するというエビデンスはない．HBe 抗原が陰性だからといって発癌リスクが低下するわけではないことには注意が必要である．

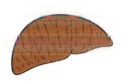
肝線維化進展

年齢（40歳以上）

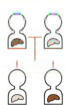
肝細胞癌家族歴

B 治療を始める前に

Q11 どんなHBVキャリアが治療適応になる？

　HBV持続感染者に対する抗ウイルス治療の適応は，**年齢，病期，肝病変（炎症と線維化）の程度，病態進行のリスク**，特に肝硬変や肝細胞癌への進展のリスクなどの治療要求度をもとに判断する．現在，治療適応を決定するうえで最も重要な基準は，**①組織学的進展度，②ALT値，および③HBV DNA量**である．
　ガイドラインで規定しているHBV持続感染者における治療対象を表1に示す．組織学的進展度が慢性肝炎と判断されれば，HBe抗原陽性・陰性を問わず，ALT 31 U/L以上，かつ，HBV DNA 3.3 LogIU/mL（2,000 IU/mL）以上であれば治療対象とする．一方，肝硬変であれば慢性肝不全や肝細胞癌の発症リスクが高いため，HBe抗原陽性・陰性，あるいはALT値にかかわらず，HBV DNAが陽性であれば治療対象になる．なお，ALT値とHBV DNA量はいずれも自然経過で変動するため，適切な治療開始時期を決定するにおいては，ALT値とHBV DNA量の時間的推移を勘案する．脂肪肝，薬剤，飲酒など，B型肝炎以外の原因がALT値上昇の主因であると判断される場合は，抗ウイルス治療の対象としない．
　一方，ALTが正常であり組織学的な肝病変がないか，あるいは軽度である2つの病態，すなわち，免疫寛容期にあるHBe抗原陽性の無症候性キャリアと，HBe抗原セロコンバージョン後の非活動性キャリアには治療適応がない．

表1　HBV持続感染者における治療対象

	ALT	HBV DNA量
慢性肝炎 [*1] [*2] [*3]	≧ 31U/L	≧ 2,000IU/mL（≧ 3.3LogIU/mL）
肝硬変	−	陽性

[*1]：慢性肝炎ではHBe抗原陽性・陰性を問わずこの基準を適用する．
[*2]：無症候性キャリア，および非活動性キャリア（1年以上の観察期間のうち3回以上の血液検査において，HBe抗原陰性，ALT値30U/L以下，HBV DNA量2,000IU/mL（3.3LogIU/mL）未満）は治療対象ではない．また，HBe抗原陽性慢性肝炎例のALT上昇時には，線維化進展例でなく，劇症化の可能性がないと判断されれば，ALT値，HBe抗原，HBV DNA量を測定しながら1年間程度治療を待機することも選択肢である．ただしHBV DNAが陽性かつ線維化が進展した非活動性キャリア症例は治療対象となる．
[*3]：ALT値が軽度あるいは間欠的に上昇する症例，40歳以上でHBV DNA量が多い症例，血小板数15万/μL未満の症例，肝細胞癌の家族歴のある症例，画像所見で線維化進展が疑われる症例では，肝生検あるいは非侵襲的方法による肝線維化評価を施行することが望ましい．
（日本肝臓学会　肝炎診療ガイドライン作成委員会（編）．B型肝炎治療ガイドライン（第3版），2017: p.14より許諾を得て転載）（http://www.jsh.or.jp/medical/guidelines/jsh_guidlines/hepatitis_b）（2018年2月閲覧）

B 治療を始める前に

Q12 HBVキャリアの治療目標は何か？

　HBVキャリアに対する抗ウイルス治療の治療目標は生命予後およびQOLを改善することに尽きる．このため，肝炎の活動性と肝線維化進展を抑制して慢性肝不全および肝細胞癌の発症を阻止する．この目標を達成するために最も有用なsurrogate markerはHBs抗原であり，ガイドラインではHBVキャリアにおける抗ウイルス治療の長期目標は"HBs抗原消失"に設定されている（表2）．

　しかし，HBs抗原消失はなかなか達成されるものではないため，その手前の短期目標として，ALT持続正常化（30 U/L以下），HBe抗原陰性かつHBe抗体陽性（HBe抗原陽性例ではHBe抗原陰性化，HBe抗原陰性例ではHBe抗原陰性およびHBe抗体陽性状態の持続），HBV DNA増殖抑制の3項目があげられている．

　HBV DNA量の目標は，慢性肝炎と肝硬変で異なり，また治療薬剤により異なる．核酸アナログ治療では高率にHBV DNAの陰性化が得られ，治療を継続することで持続的に陰性化を維持することが可能である．したがって，核酸アナログによる治療中の目標は，慢性肝炎・肝硬変にかかわらず，高感度のリアルタイムPCR法でのHBV DNA陰性である．また，慢性肝炎例において何らかの理由によ

表2　抗ウイルス治療の目標

長期目標		HBs抗原消失	
短期目標		慢性肝炎	肝硬変
ALT		持続正常[*1]	持続正常[*1]
HBe抗原		陰性[*2]	陰性[*2]
HBV DNA量[*3]	on-treatment（核酸アナログ継続治療例）	陰性	陰性
	off-treatment（IFN終了例/核酸アナログ中止例）[*4]	2,000IU/mL（3.3LogIU/mL）未満	—[*5]

[*1]：30U/L以下を「正常」とする．
[*2]：HBe抗原陽性例ではHBe抗原陰性化，HBe抗原陰性例ではHBe抗原陰性およびHBe抗体陽性状態の持続．
[*3]：リアルタイムPCR法を用いて測定する．
[*4]：抗ウイルス治療終了後，24〜48週経過した時点で判定する．
[*5]：肝硬変では核酸アナログが第一選択であり，核酸アナログの中止は推奨されない．
（日本肝臓学会　肝炎診療ガイドライン作成委員会（編），B型肝炎治療ガイドライン（第3版），2017：p.4より許諾を得て転載）（http://www.jsh.or.jp/medical/guidelines/jsh_guidlines/hepatitis_b）（2018年2月閲覧）

第1章　〜キホンをおさえる〜　B型肝炎Q&A

り核酸アナログ投与を中止した場合には，治療中止後 HBV DNA 量 2,000 IU/mL（3.3 LogIU/mL）未満を維持することが，治療を再開せず経過観察を継続するうえでの指標となる．ただし，線維化進行例や肝硬変例では核酸アナログの中止は推奨されない．

一方インターフェロン治療では，治療中は効果が十分でなくとも，治療終了後に HBe 抗原セロコンバージョンや HBs 抗原量の低下・消失が期待できることから，治療中の HBV DNA 量低下という目標を設定せず，一定期間（24〜48 週）の治療を完遂することが望ましい．核酸アナログ中止後と同様，治療終了後 24〜48 週で HBV DNA 量 2,000 IU/mL（3.3 LogIU/mL）未満を維持することが，経過観察を行ううえでの指標となる．

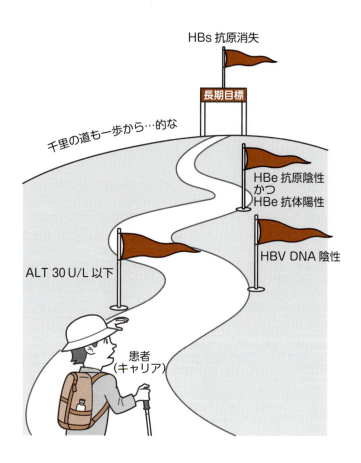

B 治療を始める前に

Q13 HBs 抗原とは？

　HBV は直径約 42 nm の球状 DNA ウイルスである．ウイルス本体は Dane 粒子と呼ばれ，核酸や DNA ポリメラーゼ，逆転写酵素などを包含する芯（コア）と外殻（エンベロープ）の二重構造をとる（図1［p.2］参照）．血中には Dane 粒子のほか，中に核酸を含まない中空粒子，小型球形粒子などが産生されている．

　HBs 抗原はウイルス粒子の外殻（エンベロープ）を構成する蛋白抗原であり，肝細胞内の cccDNA から産生される．中空粒子，小型球形粒子の外殻にも存在する（図4）．血中 HBs 抗原が陽性であることは現在 HBV 感染が持続していることを

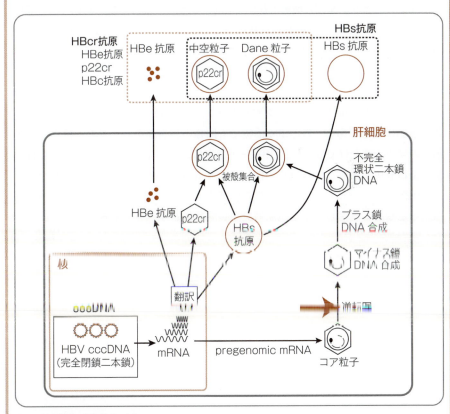

図4　HBV の増殖サイクル

意味し，HBV キャリア（HBV 持続感染者）と判定する基準となる．ただし，HBs 抗原基に変異がある場合など，血中 HBV DNA が存在しても HBs 抗原が陰性という結果になる症例が存在するため，HBs 抗原陰性という測定結果がそのまま HBV 持続感染がないことを意味するものではなく，HBV 持続感染がないことを確認するためには HBV DNA，HBc 抗体，HBs 抗体の測定が必要である．

　従来，HBs 抗原量の測定には凝集法・イムノクロマト法などによる定性・半定量試薬が使用され，B 型肝炎感染の有無を判定する目的だけに用いられてきた．しかし近年，感度の高い CLIA（化学発光免疫測定）法や CLEIA（化学発光酵素免疫測定）法を用いた複数の定量試薬が開発され，HBV キャリアの様々な病態で HBs 抗原量が測定され，HBs 抗原量の治療効果判定や予後予測における有用性が注目されるようになった．

　無症候性キャリアなど未治療の症例では HBs 抗原は HBV DNA 同様しばしば極めて高値となるが，測定値の高低に臨床的な意味はない．一方，HBV DNA 高値かつ ALT が上昇し治療適応基準を満たした症例において核酸アナログによる抗ウイルス治療を行うと，HBV DNA は速やかに感度未満となり，治療効果判定に用いることができないが，治療中の HBs 抗原量の変化は緩徐であり，HBs 抗原量の低下が治療終了後の HBe 抗原セロコンバージョン，HBV DNA 陰性化，HBs 抗原陰性化の予測に有用である．Peg-IFN 治療でも同様の報告がある．また，抗ウイルス治療の効果予測だけではなく，HBV キャリアにおける発癌リスクの予測にも HBs 抗原量は有用であり，HBs 抗原の消失により有意に発癌率は低下する．したがって，HBV キャリアに対する抗ウイルス治療では HBV DNA 量だけではなく HBs 抗原量を定期的に測定し，HBs 抗原消失を長期目標とすべきである．

B 治療を始める前に

Q14 HBs抗原の試薬はどう違うのか？

　2018年2月現在販売されているHBs抗原測定試薬の一覧を表3に示す．定性試薬では測定結果はカットオフ・インデックス（COI）で表記され，1.0以上を陽性と判定し，それ以上の測定値は半定量であり，参考値として表示される．一方，定量試薬としては，アーキテクト（アボット），HISCL（シスメックス），エクルーシス（ロシュ・ダイアグノスティックス），ルミパルス（富士レビオ），BLEIA'栄研'（栄研化学）の5種が市販されている．HBs抗原の定量値はIU/mLで表記され，希釈により高濃度の定量も可能である．このうち，ルミパルス HBsAg-HQ，BLEIA'栄研'HBs抗原の2種は他試薬の約10倍高感度であり，≧0.005 IU/mLま

表3　HBs抗原測定試薬

販売名	ケンタウルス HBsAg	エクルーシス試薬 HBsAg II quant II	アーキテクト HBsAg QT	HISCL HBsAg	ルミパルス HBsAg-HQ	BLEIA'栄研' HBs抗原
会社名	シーメンスヘルスケア・ダイアグノスティクス	ロシュ・ダイアグノスティックス	アボットジャパン	シスメックス	富士レビオ	栄研化学
測定原理	ECLIA	ECLIA	CLIA	CLEIA	CLEIA	BLEIA
報告	COI（定性）	IU/mL（定量）	IU/mL（定量）	IU/mL（定量）	IU/mL（定量）	IU/mL（定量）
サンドイッチ法 担体側	モノ（2種）	モノ（2種）	モノ（2種）	モノ（多種）	モノ（2種）	モノ（多種）
サンドイッチ法 標識側	ポリ・モノ	ポリ・モノ	ポリ	モノ（多種）	モノ（2種）	ポリ・モノ
反応時間（分）	30	18	30	17	30	46
検体量（μL）	100	49	75	20	100	100
検出限界値	COI 1.0	≧0.1 IU/mL	≧0.05 IU/mL	≧0.03 IU/mL	≧0.005 IU/mL	≧0.005 IU/mL
測定範囲*	0.1〜1,000 Index	0.05〜52,000 IU/mL（自動希釈）	0.05〜250 IU/mL（自動希釈／マニュアル希釈）	0.03〜2,500 IU/mL（自動希釈）	0.005〜150 IU/mL（自動希釈）	0.005〜100 IU/mL（マニュアル希釈）

*：測定範囲については，理論的に数値が得られる範囲として記載．
（日本肝臓学会　肝炎診療ガイドライン作成委員会（編）．B型肝炎治療ガイドライン（第3版），2017: p.20 より許諾を得て転載）(http://www.jsh.or.jp/medical/guidelines/jsh_guidlines/hepatitis_b)（2018年2月閲覧）

第1章　〜キホンをおさえる〜　B型肝炎Q&A

19

で測定可能であるため，高価かつ結果を得るまで日数を要するHBV DNA量測定の代替として，HBV再活性化に対するモニタリングなどにおける臨床応用が期待されている．

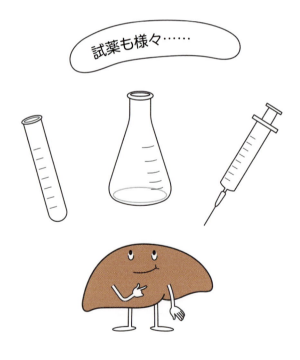

B 治療を始める前に

Q15 HBs抗体・HBc抗体とは？

　HBs抗体・HBc抗体は，それぞれHBs抗原，HBc抗原に対する抗体である．
　HBs抗原はHBVの外殻（エンベロープ）を構成する蛋白抗原であり，これに対するHBs抗体はHBVの細胞内への侵入を防ぐ防御抗体となる．HBV感染当初より体内で産生されるが，HBs抗原が多量に存在すると抗原・抗体が結合した免疫複合体を形成し，HBs抗体単独で存在することはない．このため，HBs抗原量の多いHBVキャリアではHBs抗体は陰性と判定される．HBs抗原量が低下し，血中にほとんど存在しなくなるとHBs抗体も単独で存在するようになり，HBs抗体陽性となる．すなわち，HBs抗体陽性になるのはHBV感染が終息し，HBVが排除されてHBs抗原が陰性化した場合と考えてよい．この場合，その後新規にHBVが侵入してもHBs抗体によって防御されるため，HBs抗体は中和抗体として働き，その存在は新規のHBV感染に対する免疫が成立していることを意味する．HBV感染がないまま人為的にHBVワクチンを接種しHBs抗体陽性となった場合も同様である．ただし，HBs抗原基に変異が入ると，野生株および変異株双方に対してHBs抗体が産生されるため，HBV感染が持続したままHBs抗原とHBs抗体のいずれもが陽性になる．
　一方，HBc抗原はHBV外殻（エンベロープ）に包まれた内部の芯（コア）に存在するため，血中にそのままの形で流出することはない．HBc抗原に対するHBc抗体も感染早期から産生されるが，血中にHBc抗原は存在しないため免疫複合体を形成することはなく，早期から血中に検出される．感染早期ではまずIgM型が産生されるため，IgM型HBc抗体の存在は感染から日が浅いことを示し，B型急性肝炎のマーカーとなる．その後クラススイッチによりIgM型からIgG型HBc抗体が産生され，生涯にわたって産生が持続する．すなわち，HBc抗体の存在はHBV感染が過去あるいは現在存在していることを意味する．HBc抗原はHBV表面に存在していないため，HBc抗体には感染を防御する中和抗体としての働きはない．

❷ 治療を始める前に

Q16 HBe抗原陽性・陰性の違いは？

　HBe抗原はHBVの芯（コア）の一部を構成する蛋白だが（図4[p.17]参照），HBVの増殖力が旺盛な場合には過剰に合成され，可溶性蛋白として大量に血液中に流出する．この可溶性蛋白がHBe抗原として測定し検出される．したがって，HBe抗原量が多い状態ではHBVの増殖力が旺盛と考えられ，一般にはHBV DNA量も多く，感染力が高い．この状態でもHBe抗原刺激によりHBe抗体は産生されているが，HBs抗原・抗体と同様免疫複合体を形成し，HBe抗体は検出されない．

　HBe抗原蛋白産生に関与しているHBV遺伝子の一部に変異が起こると，可溶性蛋白として血中に流出するHBe抗原の産生が止まり，血中HBe抗原は検出されなくなって，代わりにHBe抗体が検出されるようになる．これをHBe抗原セロコンバージョンと呼ぶ．一般にHBe抗原セロコンバージョンが起こるとHBV増殖は穏やかになり，HBV感染は徐々に終息に向かうことが多い．

　このことから，以前はHBe抗原セロコンバージョンがHBV治療の目標とされ，HBe抗原セロコンバージョンが起こればHBV感染はもう治ったと考えられた時期があった．しかし，HBe抗原セロコンバージョンが起こりHBe抗原陰性となっても慢性肝炎が持続する症例があり，再度HBe抗原が陽性になってしまう例もある．また，HBe抗原陰性例では肝炎は鎮静化していても線維化が進行している症例がみられ，発癌のリスクが高い．このように，HBe抗原セロコンバージョンは治療のゴールではなく，HBe抗原が陰性化しても注意深く経過観察することが重要である．

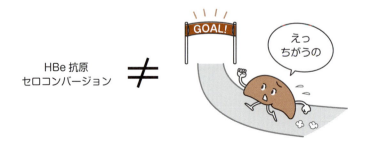

❸ 治療を始める前に

Q17 HBV DNA 量とは？ その測定法は？

　HBV は DNA ウイルスであり，血中のウイルス量，すなわち HBV DNA 量を定量することができる．DNA 量は，病態の把握や治療効果判定，ウイルス学的ブレイクスルーの診断に有用である．また，HBV DNA 量が高値な場合は発癌率が高いため HBV キャリアの予後にも関連する因子であり，治療適応や治療効果の判断，さらに HBV 再活性化のリスクをモニタリングするうえで欠かせない．

　HBV DNA 量の測定法として，かつては分岐プローブ法，TMA 法が用いられていたが，現在ではこれらの 2 法と比較して高感度かつ測定レンジが広いリアルタイム PCR 法が使用されている．リアルタイム PCR 法では HBV ゲノム上の保存された S 領域に一組のプライマーとプローブが設定されている．HBV プローブは 5'末端に蛍光標識し，3'末端にクエンチャーを標識した短いオリゴヌクレオチドであり，このプライマーを用いて PCR を行うと PCR プロダクトにプローブが結合して定量が可能となる．リアルタイム PCR 法による HBV DNA 量測定では，ある一定の蛍光強度に到達した時の PCR サイクル数から PCR プロダクト量を算出するため，感度がよく，ダイナミックレンジも広いのが特徴である．これらの利点から，臨床ではリアルタイム PCR 法によって HBV DNA 量を測定すべきである．

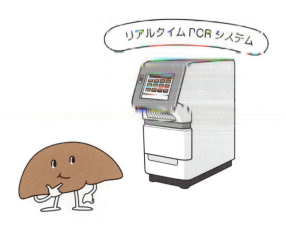

B 治療を始める前に

Q18 HBV DNA 量の表記にはどんな変遷があるか？

　HBV DNA 定量にはリアルタイム PCR 法が用いられている．欧米や日本以外のアジア諸国ではリアルタイム PCR 法による HBV DNA 量測定値を<u>国際単位（international unit：IU/mL）で表記</u>しているが，日本ではこの数値（IU/mL）を <u>Log copies/mL に変換し表記してきた歴史があり</u>，従来，日本では HBV DNA 量の単位として copies/mL（Log copies/mL）が採用されていた．しかし，日本だけ Log copy/mL を使用するのはいかにも不便であり，加えて変換に用いられる換算係数がキットによって異なるなどの問題もあることから，日本肝臓学会は 2016 年，Log copy/mL に代わり IU/mL（ないし LogIU/mL）を用いるよう勧告し，当面の移行措置として copies/mL と IU/mL とを併記し，その後 IU/mL へ移行することを推奨した．これを受けて，2017 年春から各検査会社も HBV DNA 定量結果の報告に LogIU/mL を使用するようになった（検査名が変更されている会社もある）．2017 年 10 月現在では，HBV DNA を検査会社に外注する場合には LogIU/mL が使用されている一方，院内測定の場合には従来の結果との比較のため LogIU/mL と Log copy/mL との併記を行っているところが多いようである．**表 4** に，HBV 治療適応，および再活性化の際の治療介入に重要な HBV DNA 量の単位表記の比較を示す．2016 年以前に発行された書籍や雑誌などでは Log copies/mL による単位表記が使用されている一方，現在の HBV DNA 量の結果はすべて LogIU/mL によって報告されてくる．数字のみではなく単位にも注意することが重要である．

表 4　HBV DNA 量の単位表記の比較

	Log copies/mL*	IU/mL	LogIU/mL
HBV キャリアへの治療適応	4.0	2,000	3.3
再活性化モニタリング中の治療介入	2.1	20	1.3

＊：Log copies/mL は現在使用されていない．

Ⓑ 治療を始める前に

Q19 HB コア関連抗原とは？

　HB コア関連抗原（HBV core-related antigen）は，pregenomic mRNA から翻訳される HBc 抗原，プレコア mRNA から翻訳される HBe 抗原，p22cr 抗原の 3 種類の抗原構成蛋白の総称である（図 4 [p.17] 参照）．日本で開発された測定系で，測定が簡便であり，短時間での自動測定も可能である．

　核酸アナログ投与下においては HBV DNA 量は急激に減少し多くは検出感度未満となるのに対し，HB コア関連抗原の減少は緩やかであり，HBV DNA 量と乖離することが報告されている．これは，核酸アナログにより逆転写が阻害され HBV DNA 複製は阻止されるが，肝細胞には HBV の cccDNA が残存し，cccDNA から HB コア関連抗原が放出され続けるためと推測されている．実際に，核酸アナログ投与下においても HB コア関連抗原は肝組織中の cccDNA 量と相関している．このことから，HB コア関連抗原は核酸アナログ治療中の再燃の予測や治療中止時期の決定のマーカーとして有用であり，核酸アナログ治療中止後の再燃リスク評価に用いられている．

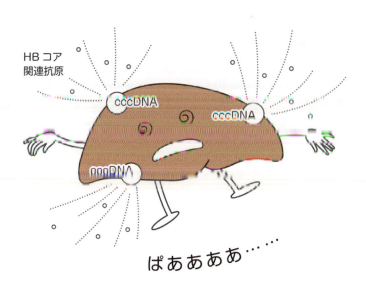

Q20 Peg-IFN とは？

　Peg-IFN 治療は期間を限定して投与することで持続的効果を目指す治療である．インターフェロン（interferon：IFN）はウイルス感染に際してヒトが産生する蛋白である．ウイルス性肝炎の治療薬として臨床応用にいたったのはⅠ型 IFN で，これには IFNα と IFNβ がある．IFN が標的細胞膜上の IFN 受容体に結合すると JAK-STAT 系が活性化され，種々の抗ウイルス遺伝子・免疫調節遺伝子で構成される IFN 誘導遺伝子（IFN stimulated genes：ISGs）群が誘導・増強され，抗ウイルス効果が発揮される．宿主の自然免疫および獲得免疫を活性化させる点も核酸アナログにはない IFN の特徴である．

　通常型（非修飾型）の IFN は不安定で血中半減期は 3～8 時間と短いため，少なくとも週 3 回の投与を必要とし，また IFN 血中濃度の上昇・下降を繰り返すため発熱・悪寒・頭痛などの副作用をきたしやすかった．これに対して，IFN に一本鎖 polyethylene glycol（PEG）をウレタン結合させた Peg-IFN では体内での薬物動態が安定化し，週 1 回の投与で治療域の血中濃度が維持されるうえ，血中濃度の変化が小さいため副作用も緩和される．

　日本において B 型肝炎に対する通常型 IFN による治療が開始されたのは 1987 年である．当初は投与期間が 28 日間に限定されていたが，2002 年には 6 ヵ月間に延長され，さらに 2011 年になって B 型慢性肝炎に対する Peg-IFN が一般臨床で使用可能となった．Peg-IFN を用いることによって治療成績が向上している．Peg-IFN には Peg-IFNα-2a と Peg-IFNα-2b の 2 種が発売されているが，B 型肝炎治療に用いられるのは IFNα-2a に 40kD の分岐鎖 PEG を結合させた Peg-IFNα-2a のみである．

C 各治療薬を知る

Q21 核酸アナログとは？

　核酸アナログは，もともと逆転写を経て増殖するヒト免疫不全ウイルス (human immunodeficiency virus：HIV) 感染症の治療薬として開発された抗ウイルス薬であるが，HBV 増殖過程での逆転写をも阻害することがわかり，日本では 2000 年から 2006 年にかけて，3 種類の核酸アナログ，すなわちラミブジン (lamivudine：LAM)，アデホビル (adefovir：ADV)，エンテカビル (entecavir：ETV) が B 型肝炎に対して保険適用となった．さらに 2014 年にはテノホビル・ジソプロキシルフマル酸塩 (tenofovir disoproxil fumarate：TDF)，2017 年にはテノホビル・アラフェナミド (tenofovir alafenamide：TAF) が B 型肝炎に対して承認された．

　HBV の増殖過程は図 4 [p.17] を参照．核内の HBV 完全閉環二本鎖 DNA (covalently closed circular DNA：cccDNA) を鋳型として pregenomic RNA がつくられ，その後この RNA から逆転写の過程を経て DNA が合成され，不完全二本鎖 DNA である HBV DNA となる．核酸アナログはこの逆転写 (図 4 [p.17] の太矢印) のプロセスを阻害する薬剤である．

　核酸アナログは，HBV ゲノタイプなど各種治療前因子にかかわらず強力な HBV DNA 増殖抑制作用を有し，自然治癒の可能性が低い非若年者を含むほとんどの症例で抗ウイルス作用を発揮して高率に HBV DNA 陰性化と ALT 正常化が得られる．ことに現在第一選択薬となっている ETV，TDF や TAF は，LAM と比較して耐性変異出現率が極めて低い．

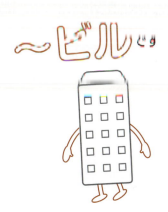

C 各治療薬を知る

Q22 Peg-IFN と核酸アナログはどう違うのか？

Peg-IFN と核酸アナログとの比較を表 5 に示す．

IFN は核酸アナログにはない宿主の免疫賦活作用を有しており，治療反応例では投与終了後も何ら薬剤を追加投与することなく，drug free で治療効果が持続するという利点がある．海外からは長期経過で HBs 抗原が高率に陰性化すると報告されている．しかし，Peg-IFN による治療効果が得られる症例は HBe 抗原陽性の場合 20〜30％，HBe 抗原陰性では 20〜40％にとどまるうえ，現在までのところ投与前に治療効果を予測することは困難である．加えて週 1 回の通院が必要であり，様々な副作用もみられる．また，現段階において日本では Peg-IFN の肝硬変に対する保険適用はない．

一方，核酸アナログでは各種治療前因子にかかわらず高率に HBV DNA 陰性化と ALT 正常化が得られる．経口薬であるため治療が簡便であり，短期的には副作用がほとんどないことも利点である．しかし，核酸アナログでは肝細胞の核内に存在する cccDNA を消失させることができないため，血中 HBV DNA が陰性化しても核酸アナログ治療を中止してしまうと，cccDNA が鋳型となりウイルス複製

表 5 Peg-IFN と核酸アナログ

	Peg-IFN	ETV・TDF・TAF
作用機序	抗ウイルス蛋白の誘導	直接的ウイルス複製阻害
免疫賦活作用	直接的ウイルス複製阻害	
投与経路	皮下注射	経口投与
治療期間	期間限定（24〜48 週間）	原則として長期継続投与
薬剤耐性	なし	まれ[*1]
副作用頻度	高頻度かつ多彩	少ない
催奇形性・発癌	なし	催奇形性は否定できない
妊娠中の投与	原則として不可[*2]	危険性は否定できない[*3]
非代償性肝硬変への投与	禁忌	可能[*4]
治療反応例の頻度	HBe 抗原陽性の 20〜30％，HBe 抗原陰性の 20〜40％（予測困難）	非常に高率
治療中止後の効果持続	セロコンバージョン例では高率	低率

（日本肝臓学会　肝炎診療ガイドライン作成委員会（編）．B 型肝炎治療ガイドライン（第 3 版），2017: p.7 より許諾を得て転載）(http://www.jsh.or.jp/medical/guidelines/jsh_guidlines/hepatitis_b)（2018 年 2 月閲覧）

が再開して肝炎が再燃するため長期継続投与が必要である．また，長期投与における薬剤耐性変異株出現や安全性の問題を残している．IFN治療と比較してHBs抗原量の低下が少ないことも指摘されている．

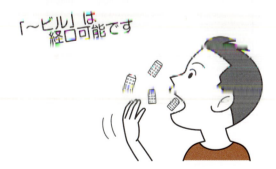

Q23 Peg-IFN の治療成績は？

　HBe 抗原陽性慢性肝炎に対して天然型 IFNα 製剤を対照とした Peg-IFNα-2a の非劣性試験が日本で実施されている．この試験では Peg-IFNα-2a 90μg・180μg それぞれ 24 週・48 週，および天然型 IFNα・24 週の 5 群が設定され，投与終了後 24 週時点の複合評価（HBe 抗原セロコンバージョンかつ HBV DNA 5.0 log copies/mL 未満かつ ALT 40 U/L 以下）の有効率は Peg-IFNα-2a 180μg・48 週群が最も高く，Peg-IFNα-2a の用量，投与期間に応じた治療効果が確認された（図5）．

　HBe 抗原陰性慢性肝炎についても Peg-IFNα-2a 90μg/180μg の効果を比較する 2 群比較試験が行われた．投与終了時のウイルス学的治療効果（HBV DNA 量 4.3 log copies/mL 未満達成率）は，Peg-IFNα-2a 90μg 群では 78.1％，180μg 群では 93.1％で，180μg 群でやや高いという結果であった．一方，投与終了後 24 週時

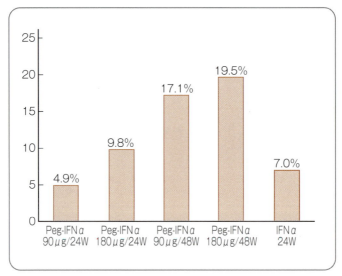

図 5　HBe 抗原陽性例に対する Peg-IFNα-2a の治療効果
　投与終了後 24 週時点の複合評価：HBe 抗原セロコンバージョンかつ HBV DNA 5.0 log copies/mL 未満かつ ALT 40U/L 以下．

点でのウイルス学的治療効果は，それぞれ 37.5％，37.9％，生化学的治療効果（ALT 40 U/L 以下）はそれぞれ 68.8％，65.5％であり，両群間に差を認めなかった．

　これらの臨床試験の結果から，日本では 2011 年 9 月，B 型慢性活動性肝炎に対して Peg-IFNα-2a 90 μg・48 週間の投与が保険適用となり，年齢，HBV DNA 量等に応じて，1 回の投与量を 180 μg とすることが可能となっている．なお，日本における臨床試験では 50 歳未満の症例が 95％を占めており，50 歳以上の症例に対する使用経験は乏しい．ALT 正常化，HBV DNA 量低下（HBs 抗原量低下），さらに HBe 抗原陽性例では HBe 抗原陰性化を治療効果判定の指標とする．また，Peg-IFN は投与終了後に治療効果がみられることがあることから，治療終了時ではなく治療終了後 24～48 週時点で判定する．

　なお，現時点では，HBe 抗原陽性例・陰性例のいずれにおいても，Peg-IFN 治療前に治療反応を予測する因子は同定されていない．HBV ゲノタイプ A では効果が高いものの，HBV ゲノタイプ B/C，年齢，線維化は治療効果とは関連しない．

　一方，海外からは B 型代償性肝硬変に対しても Peg-IFN 治療の有効性が示されているが，日本では B 型代償性肝硬変に対する IFN 治療の効果と安全性については十分なエビデンスがなく，保険適用もない．B 型非代償性肝硬変に対しては肝機能の悪化などの致死的副作用をもたらすことがあるため IFN の投与は禁忌である．

C 各治療薬を知る

Q24 Peg-IFNで注意すべき副作用は？

　Peg化されていない従来型のIFN治療に関連した副作用は程度の差はあるもののほぼすべての患者に認められる．なかでも**全身倦怠感・発熱・頭痛・関節痛などのインフルエンザ様症状**は最も高頻度に出現する副作用で，60～95％の患者に認められる．血液検査所見では白血球・血小板数減少がみられる．**抑うつ・不眠などの精神症状**も5～10％に認められ，うつの既往や治療前から精神症状がある症例で起こりやすい．さらに，IFNは**慢性甲状腺炎などの自己免疫疾患**を惹起または増悪させる可能性があり，自己免疫疾患合併例におけるIFNの使用には厳重な注意が必要である．**間質性肺炎**も副作用として報告されており，重篤となり生命の危険が生じることがある．その他，**心筋症，眼底出血，脳内出血**などが副作用としてあげられる．

　一方，IFNにポリエチレングリコールを付加したPeg-IFNでは体内動態が安定しており，血中濃度の変動が小さいため，従来型IFNに比べて副作用は軽度である．日本におけるPeg-IFNα-2a（ペガシス®）単独投与の臨床試験において，注射部位の発赤などの皮膚症状や白血球や血小板などの血球減少は従来型IFNα-2aよりも発生頻度が高かったものの，発熱・関節痛などインフルエンザ様症状や倦怠感・食欲低下など比較的軽微な副作用は従来型IFNα-2aより軽度であった．Peg-IFNα治療における副作用による中止率は2～8％であると報告されている．

　ペガシス®の添付文書には，小柴胡湯を投与中の患者，間質性肺炎の既往歴のある患者，自己免疫性肝炎の患者には投与禁忌と記載されている．その他，うつ症状や精神症状を有する，あるいはそれらの既往のある患者，また自己免疫反応を増悪させるリスクのある自己免疫疾患を有する患者では使用するべきではない．

C 各治療薬を知る

Q25 核酸アナログ各製剤の特徴は？

　各種核酸アナログの特徴を表6に示す．LAM，ETVはヌクレオシド系，ADV，TDF，TAFはヌクレオチド系に分類される．ヌクレオシドの糖にリン酸が結合するとヌクレオチドとなる．日本で最も早く発売されたLAM，ADVは耐性変異出現のリスクが高いため現在はほとんど使用されない．その後発売されたETV，TDF，TAFはいずれも耐性変異出現のリスクが低いため，現在この3剤が第一選択として使用される．

　ETVはグアノシン（グアニンのヌクレオシド）と類似の構造を持つ核酸アナログである．ETVが細胞内でリン酸化され，活性を有するETV三リン酸（ETV-TP）に変化する．このETV-TPは天然基質デオキシグアニン三リン酸（dGTP）との競合によりHBV DNAポリメラーゼ活性を阻害する．

　TDFは核酸アナログであるテノホビル（tenofovir：TFV）のプロドラッグである．TDFは体内でジエステルの加水分解を受け，その後細胞内酵素によりリン酸化されて活性型のテノホビル二リン酸（TFV-DP）となる．TFV-DPは，ウイルス逆転写酵素の基質であるデオキシアデノシン5'-三リン酸と競合してHBV DNAポリメラーゼ活性を阻害する．

　TAFもTDFと同様TFVのプロドラッグである．TAFは肝細胞に取り込まれると，速やかにTFVへ加水分解され，続いて活性代謝物であるテノホビル二リン酸（TFV-DP）へとリン酸化される．

表6　各種核酸アナログの特徴

	商品名	発売年	分類	投与量/回	耐性変異出現リスク	薬価（円/錠）
LAM（ラミブジン）	ゼフィックス®	2000	ヌクレオシド	100mg	高	532.8
ADV（アデホビル）	ヘプセラ®	2004	ヌクレオチド	10mg	高	1287.9
ETV（エンテカビル）	バラクルード®	2006	ヌクレオシド	0.5mg	低	1061.8
TDF（テノホビル・ジソプロキシルフマル酸塩）	テノゼット®	2014	ヌクレオチド	300mg	低	996.5
TAF（テノホビル・アラフェナミド）	ベムリディ®	2017	ヌクレオチド	25mg	低	996.5

第1章　～キホンをおさえる～　B型肝炎Q&A

C 各治療薬を知る

Q26 核酸アナログの治療成績は？

　核酸アナログのうち，現在第一選択薬となっている ETV，TDF，TAF について，国内および海外から報告された治療成績を表7にまとめた．いずれの薬剤でも，HBV DNA は HBe 抗原陽性・陰性を問わず治療開始から数年後には 90％以上の症例で陰性化する．ALT 正常化率も高い．ただし，HBV キャリアに対する治療における長期目標である HBs 抗原陰性化率は低く，HBe 抗原陽性例に対する TDF が治療開始から3年で8％とやや高いものの，他は押しなべて低い．HBe 抗原陰性例における HBs 抗原陰性化率はほぼ0％である．

表7　ETV，TDF，TAF の治療成績

【HBe 抗原陽性例】

	ETV	TDF	TAF
HBV DNA 陰性化　治療開始後1年　長期経過*	67～75%　93～94%	57～66%　93%	64%　93%
HBe 抗原セロコンバージョン　治療開始後1年　長期経過*	16～21%　34～44%	9～21%　26%	10%　18%
ALT 正常化　治療開始後1年　長期経過*	68～81%　87～95%	68%　74%	72%　81%
HBs 抗原陰性化　治療開始後1年　長期経過*	1.7%　0.6～5.1%	3.2%　8%	0.7%　1.2%

* 長期経過：ETV では治療開始後2年～5年，TDF では3年，TAF では2年

【HBe 抗原陰性例】

	ETV	TDF	TAF
HBV DNA 陰性化　治療開始後1年　長期経過	90～99%　100%	71～95%　99%	93%　90%
ALT 正常化　治療開始後1年　長期経過	78～85%　91%	76%　81%	83%　81%
HBs 抗原陰性化　治療開始後1年　長期経過	0.3%　0%	0%　0%	0%　0%

* 長期経過：ETV では治療開始後4年，TDF では3年，TAF では2年
（日本肝臓学会　肝炎診療ガイドライン作成委員会（編）．B型肝炎治療ガイドライン（第3版），2017: p.8-9 より許諾を得て転載）（http://www.jsh.or.jp/medical/guidelines/jsh_guidlines/hepatitis_b）（2018年2月閲覧）

Q27 核酸アナログで注意すべき副作用は？

　ETV については臨床的に問題となる副作用は報告されていない．
　TDF の活性代謝物である TFV は近位尿細管のミトコンドリア障害による低 P 血症，糸球体障害による腎障害，また骨密度低下をもたらすことが知られており，**TDF は低 P 血症，腎障害，骨密度低下**を合併する可能性がある．核酸アナログ未治療例に対する TDF の国内第Ⅲ相試験では，4 例において血中クレアチニンの上昇が報告された．また，LAM 耐性出現例に TDF の 96 週間投与を行った報告によると，クレアチニンクリアランスが 50 mL/分未満に低下した症例が 3.5%，血清 P 値が 2.0 mg/dL 未満に低下した症例が 1.4% 認められた．二重エネルギー X 線吸収測定（dual-energy X-ray absorptiometry：DXA）法を用いた骨密度の測定では，96 週間投与にて −1.4〜−1.8% の低下であった．したがって，TDF 投与中は腎機能障害，低 P 血症（Fanconi 症候群を含む），骨密度の低下に注意し，定期的に腎機能と血清 P の測定を行う．
　一方，TAF は TDF と比べて肝細胞内に効率的に取り込まれることから，十分な肝細胞内 TFV-DP 濃度を得るために必要な薬剤量は少なく，1 日治療用量は TDF の 300 mg に対して TAF は 25 mg である．それに伴い，TAF や TDF の中間代謝物である TFV の血中濃度は TAF では TDF と比較して約 90% 低く抑えられるため，TAF では TDF と比べ腎・骨に対する安全性が向上している．
　なお，腎機能障害を有する症例に対する投与では，ETV，TDF では添付文書を参照し，クレアチニンクリアランスに応じて投与間隔を延長する必要がある．TAF ではクレアチニンクリアランスが 15 mL/分以上であれば用量調整は不要だが，15 mL/分未満の症例では TAF の投与は行わない．
　また，ETV，TAF は胎児に対する危険性を否定することができないとされるが，TDF はヒトにおける胎児への危険性の証拠はないとされており，胎児への安全性が比較的高い．

ⓒ 各治療薬を知る

Q28 核酸アナログの"薬剤耐性"ってどういうこと？

　HBVはDNAウイルスであるが，増殖過程に逆転写過程を持つため高率に変異を起こすことが知られている．このため，一人の患者に同一の遺伝子配列を持った1種類のみのウイルスが感染しているのではなく，様々な配列を持つ多様性のあるウイルスが混在している．この状態で核酸アナログによる治療を行うと，薬剤に対して感受性の高い遺伝子配列を持つウイルスが排除される一方，感受性が低く薬剤が効きにくいウイルス，すなわち薬剤耐性を有するウイルスは残存する．また，核酸アナログ治療中にHBVの遺伝子変異により新たな薬剤耐性ウイルスが産生されることもある．このような薬剤抵抗性ウイルスは治療によって選択的に増殖し，結果として薬剤の効果が失われてしまう．

　現在日本で発売されている各種核酸アナログに対する主な耐性変異を表8に示す．ヌクレオシド系であるLAM，ETV，ヌクレオチド系であるADV，TDF，TAFはおおむね類似した耐性プロフィールを持つ．LAM，ADVは使用開始後数年で高率に耐性ウイルスが出現するが，ETV，TDF，TAFは耐性ウイルスの出現頻度が極めて低いため，現在はこれら3剤が第一選択薬となっている．

表8　各種核酸アナログに対する主な耐性変異

遺伝子変異の部位	LAM	ETV	ADV	TDF・TAF
M204V/I	R	I	I/S	S
L180M＋M204V/I	R	I	I/S	S
A181T/V	I/R	S	R	I
N236T	S	S	R	I
L180M＋M204V/I±T184G±S202I/G	R	R	S	S
L180M＋M204V/I±I169T±V173L±M250V	R	R	S	S

R：耐性，I：感受性低下，S：感受性
（日本肝臓学会　肝炎診療ガイドライン作成委員会（編）．B型肝炎治療ガイドライン（第3版），2017: p.52より許諾を得て転載）(http://www.jsh.or.jp/medical/guidelines/jsh_guidlines/hepatitis_b)（2018年2月閲覧）

Q29 核酸アナログを中止する必要条件と中止後の再燃リスクは？

　原則として核酸アナログ治療は中止すべきではなく，治療上の目標を達成しないまま中止するのは，医療経済上その他の理由により患者が強く希望した場合にほぼ限定される．厚生労働省研究班により治療中止のための必要条件，および中止後の再燃リスクが示されている（表9，表10）．

表9　核酸アナログ治療中止の必要条件

【患者背景における必要条件】
- 核酸アナログ治療中止後には肝炎再燃が高頻度にみられ，時に重症化する危険性があることを主治医，患者ともに十分理解している．
- 中止後の経過観察が可能であり，再燃しても適切な対処が可能である．
- 肝線維化が軽度で肝予備能が良好であり，肝炎が再燃した場合でも重症化しにくい症例である．

【核酸アナログ治療における必要条件】
- 核酸アナログ治療開始後2年以上経過
- 中止時血中HBV DNA（リアルタイムPCR法）が検出感度以下
- 中止時血中HBe抗原が陰性

表10　核酸アナログ治療中止後の再燃リスク

中止時HBs抗原量 (IU/mL)	スコア	中止時HBコア関連抗原量 (U/mL)	スコア
1.9 log (80) 未満	0	3.0 log 未満	0
1.9 log (80) 以上 2.9 log (800) 未満	1	3.0 log 以上 4.0 log 未満	1
2.9 log (800) 以上	2	4.0 log 以上	2

再燃リスク	総スコア	予測成功率	評価
低リスク群	0	80〜90%　ただし，低リスク群でも肝炎再燃症例が存在するため，再燃に対する注意は必須である．	中止を考慮してもよい群
中リスク群	1〜2	約50%　この群では，中止の条件や方法を今後さらに検討する必要がある．	状況によって中止を考慮してもよい群
高リスク群	3〜4	10〜20%　ただし，35歳未満では中止成功率が比較的高く30〜40%である．	治療の継続が推奨される群

（日本肝臓学会　肝炎診療ガイドライン作成委員会（編）．B型肝炎治療ガイドライン（第3版），2017: p.54 より許諾を得て転載）（http://www.jsh.or.jp/medical/guidelines/jsh_guidlines/hepatitis_b）（2018年2月閲覧）

C 各治療薬を知る

Q30 核酸アナログはどのようなときに変更する必要があるか？

　現在投与中の核酸アナログの変更を検討する場合，治療効果が良好なのか不良なのか，すなわち HBV DNA の陰性化という短期目標を達成できているか否かをまず確認する必要がある．そのうえで，現在投与されている核酸アナログの耐性変異ウイルス出現リスク（LAM，ADV でリスクあり），および長期投与に伴う安全性（ADV，TDF で骨・腎に対するリスクあり）を考慮に入れて薬剤変更を検討する．

　HBV DNA が陰性化している場合には原則として現在投与している核酸アナログを変更する必要はない．ただし，LAM 単剤投与例は今後薬剤耐性ウイルスが生じる可能性が高いため ETV ないし TAF への変更が推奨される．現在日本では ADV はほとんどの場合 LAM ないし ETV と併用で投与されていると考えられるが，もし ADV 単剤投与が行われている場合には耐性変異出現および安全性のリスクから ETV ないし TAF へ変更する．ETV 単剤投与例はそのまま治療を継続する．TDF 単剤投与例は，長期的な副作用出現の可能性を念頭に置き，TAF への変更も選択肢となる．腎機能障害，低 P 血症，骨減少症・骨粗鬆症を認める場合は，TAF への切り替えが推奨される．

　一方，HBV DNA が陰性化していない場合にはまず服薬アドヒアランスの不良がないかどうかを確認し，アドヒアランスに問題がない場合には原則として現在投与している薬剤を変更する必要がある．この場合，それまでの治療が単剤か併用か，および核酸アナログの交差耐性プロフィール，さらには長期的な安全性の観点から治療薬を選択する．単剤に対する治療抵抗性であれば，原則として交差耐性のない薬剤を選択し単剤で治療することを推奨する．交差耐性のない薬剤を追加した併用投与も選択肢となる．一方，併用に対する治療抵抗性であれば，併用投与で治療することを推奨する．単剤での治療はエビデンスに乏しいため推奨しない．また，長期的な安全性の観点から，ADV ならびに TDF を TAF へ切り替えることも選択肢となる．特に腎機能障害，低 P 血症，骨減少症・骨粗鬆症を認める場合は切り替えが推奨される．

　なお，HBV DNA の陰性化という短期目標は核酸アナログの開始から 12 ヵ月以上経過した時点で判定する．この時点で HBV DNA が陽性であっても，HBV

DNA 量が減少傾向であれば，ETV 単剤，TDF 単剤，TAF 単剤については治療を継続するが，減少傾向がなければ治療薬を変更する．特に HBV DNA 量 3.3 LogIU/mL 以上では治療薬を変更すべきである．治療中に HBV DNA が 1.0 Log 以上上昇するブレイクスルーでは，迅速に治療薬を変更する．最後に，いずれの場合も服薬アドヒアランスが保たれていることを確認する必要がある．

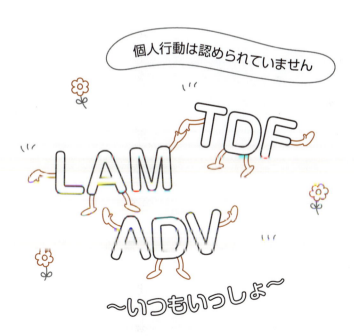

第2章

Caseで学ぶ
B型肝炎治療

Ⓐ 治療介入のタイミング

Case 1

"無症候性キャリア"って何？ 治療は必要？

> 16歳の女性．献血を行ったところHBV感染を指摘され受診．自覚症状はない．ALT 21 U/L，HBe抗原陽性，HBe抗体陰性，HBV DNA 6.5 LogIU/mL．腹部エコー検査で肝には異常がなかった．

↪ さて，どのような対応をとるべきか？

- 「ALT正常，HBe抗原陽性，HBe抗体陰性，HBV DNA高値」であり，腹部エコーで慢性肝疾患の徴候がないことから，乳幼児期にHBVに感染した無症候性キャリアであると診断した．
- 治療は行わず，半年〜1年に1回程度血液検査ないし画像検査で経過を追うこととし，生活上の注意点を伝えた．女性であるので，今後妊娠時の対応にも注意を要する．

1. 無症候性キャリアとは 〜経路よりも時期が重要〜

　HBVの感染経路には垂直感染と水平感染とが存在することが知られている．しかし，感染後の病態を理解するためには，感染経路よりもむしろ感染した時期，すなわち乳幼児期に感染したか，成人期に感染したかのほうが重要である（表11）．無症候性キャリアとは，感染経路にかかわらず乳幼児期にHBVに感染，慢性感染に移行し，ALT正常，HBe抗原陽性，HBe抗体陰性，HBV DNA高値で肝障害がない状態である（⇒Q2）．

表11　HBVの感染経路と感染した時期

	乳幼児期感染	成人期感染
垂直感染	母子感染；ただし母子感染防止事業により現在ではほぼ根絶	ー
水平感染	父子感染・家族内感染，保育所などでの感染など	性交渉による感染

2. 乳幼児期に感染した場合，どうなるか

　乳幼児期に感染した場合には HBV に対する宿主の免疫機構が未熟であるため，HBV を排除できず，高率に感染が持続して HBV キャリアへといたる．この場合，HBV への免疫応答は起こらない，いわゆる免疫寛容期にあるため多くの症例では肝細胞障害が起こらず，ALT 正常，HBe 抗原陽性，HBV DNA 高値という無症候性キャリアの状態が長期間，多くは 10 歳代から 20 歳代，時には 30 歳代まで続く（⇒Q2）．HBV ゲノタイプとしてはゲノタイプ B，ことに日本のみで認められるゲノタイプ Bj が多い．ゲノタイプ Bj は穏やかな病態を呈し，ほとんどの症例が無症候性キャリアのまま一生を終え，肝細胞癌の発症頻度が低いことが知られている．

　日本では 1986 年から HBV 母子感染防止事業（⇒Q3）が行われ，乳幼児感染のなかでも母子感染はほぼ根絶されており，現在 30 歳以下のヒトでは母子感染による HBV キャリアはほぼ皆無となった．しかし，父子感染など家族内での感染，また保育所など周囲からの感染は完全に根絶されてはおらず，乳幼児期感染に起因する若年の無症候性キャリアが存在する．このような症例は自覚症状がないため，献血や外傷・他疾患による受診など偶然の血液検査でたまたま発見されることが多い．

3. 無症候性キャリアにはどう対応するか

a）治療はすぐに必要？

ここが判断のポイント！

　無症候性キャリアは組織学的にも肝細胞障害がないか，あっても極めて軽度であり，治療適応はない．仮にインターフェロンないし核酸アナログによる治療介入を行っても効果は低いため，治療を行うことなく，おおむね 6 ヵ月〜1 年に 1 回程度血液検査を行いながら経過観察を行う．ALT 値の上昇など肝炎発症の兆しがみられた場合には検査間隔を短くする（⇒Case 2）．また，まれではあるが無症候性キャリアからの肝発癌の報告もあるため，腫瘍マーカー（AFP，PIVKA-Ⅱ）検査および画像検査も適宜行う．

b）生活上の注意

　無症候性キャリア本人に対する生活上の注意は必要なく，非感染者と同様に日常生活を行うことができる．学業や仕事，食事にも制限はなく，過度でなければ飲酒も可能である．ただし，無症候性キャリア本人から周囲へ HBV を感染させるリスクが存在することについては十分説明し，理解させておく必要がある．HBV は血液・体液感染するウイルスであるため，血液・体液が周囲のヒトの粘膜などに付着した場合には感染が成立するリスクがある．ことに無症候性キャリアの場合には血中

HBV DNA量が多いため注意が必要である．歯ブラシやかみそりなどは当然ではあるが専用とする．外傷などによる出血があった場合には血液の処理は自ら行う．女性の場合，月経血に他人が触れるようなことはないようにする．ただし，無症候性キャリアは若年であり，性的に活発な年齢にさしかかっていることから，実際のところ周囲のヒトに感染が成立する機会として最も問題になるのは性交渉である．性交渉に際してはコンドームを使用して感染を防ぐ必要があることをよく話しておくべきである．さらに，もし感染してしまったときに急性肝炎・劇症肝炎発症の可能性があること（⇒Q7, ⇒Q8）や，特定のパートナーが存在する場合にはあらかじめHBVワクチンを接種することで感染を防ぐことができることも伝えておく．

一方，血液や体液の濃厚な接触がなければ，感染が成立することは通常ない．キス程度の単なる身体接触では感染はまず起こらないし，食事，同じ食器の使用，入浴，洗濯など通常の日常生活でHBVが感染することはない．周囲への感染のリスクを適切に伝えることは必要だが，リスクを過大に認識させてしまうことは厳に慎まなければならない．あわせて，現在の日本ではHBVキャリアが，進学や就職その他において，社会的に不適切かつ差別的な対応を受けてしまうことも残念ながらまだ見聞される．目の前にいる無症候性キャリアがそのような立場に陥っていないかどうか気を配ることも，臨床医として必要な態度である．

c）特別な対応を要するとき 〜妊娠時とHBV再活性化のリスクがあるとき〜

最後に，女性の無症候性キャリアが妊娠した場合には母子感染予防事業に沿って母子感染を防止する（⇒Q3, ⇒Case 22）．また，まれではあるが無症候性キャリアが膠原病，血液疾患，悪性腫瘍などに罹患し，免疫抑制薬や抗がん薬の投与が必要となる場合がある．この場合にはHBVがさらに増殖して重篤な肝炎を惹起するHBV再活性化のリスクがあるため，速やかに核酸アナログの投与を開始してHBV DNA量を減少させる必要がある（⇒Q10, ⇒Case 11）．

ここが治療のカギ

❶ 無症候性キャリア本人には，周囲へHBVを感染させるリスクがあることを十分に理解してもらう．その際，性交渉における注意点についても忘れずに．
❷ 本人が社会的に不適切かつ差別的対応を受けていないかにも気を配る．
❸ 女性の妊娠時，免疫抑制薬や抗がん薬投与時には，それぞれ母子感染・再活性化防止の対応が必要．

A 治療介入のタイミング

Case 2

無症候性キャリアが肝炎を発症したら？

> 26歳の男性．5年前よりHBV無症候性キャリアとして半年ごとに経過を診ており，前回までHBV DNAは高値だがALT値は20〜25 U/Lで推移していた．本日，全身倦怠感を主訴に予約外で来院した．HBs抗原陽性，ALT 746 U/L，HBe抗原陽性，HBV DNA 7.5 LogIU/mL（後日判明）．黄疸はない．身体のだるさはあるものの，いつもどおり日常生活を送っており，食事も摂れている．

⮕ 入院させる必要はあるか？　すぐに抗ウイルス治療を行うべきか？

- まずは，①劇症肝炎へ進展するリスク，②肝線維化の程度，③他の成因の有無の3点を確認する．CASEでは，①プロトロンビン時間が93％と保たれ，②腹部エコー検査で肝には異常がなく肝線維化はほとんどないと判断された．③アルコールなど他の成因もなかった．
- よって，自然経過でのHBe抗原セロコンバージョンを期待し，抗ウイルス治療を行わず1年間程度経過観察することとした．本日は全身状態が良好であったため入院させず，定期的な外来受診を指示した．

1. 無症候性キャリア（免疫寛容期）から肝炎発症（免疫応答期）へ（⇒Q2）

　多くの症例は思春期から成人に達するとHBVに対して旺盛な免疫応答が惹起される免疫応答期に入る．免疫寛容期から免疫応答期へ移行する時期は症例によって様々であり，10歳代後半で肝障害が出現する症例もあれば，30歳代まで免疫寛容期が続く場合もある．

　免疫応答期に入ると，肝細胞表面にHLA分子とともに表出されたHBV由来蛋白を標的とした，宿主の細胞性免疫を中心とした免疫応答により，感染しているHBVとともに肝細胞が破壊される．血清ALT値など肝逸脱酵素は上昇し，黄疸や全身倦怠感などの全身症状を伴うこともある．その後，自然経過でHBV DNA

増殖は抑制され，HBe抗原が消失しHBe抗体が出現する（HBe抗原セロコンバージョン）．肝炎は鎮静化してALTは正常化し，非活動性キャリア（ALT 30 U/mL以下，かつHBV DNA 3.3 LogIU/mL以下が持続）となる．HBVキャリアの約90％はこのような経過をたどり，この場合には治療介入は不要である．

一方，残りの約10％の症例では，免疫応答期に入りHBVに対する免疫応答が活発となってもHBV DNAの増殖抑制が起こらず，HBe抗原陽性および肝障害が長期間持続して肝線維化が徐々に進展する（HBe抗原陽性慢性肝炎）．このような症例では抗ウイルス薬によって積極的に治療介入する必要がある．

2. 無症候性キャリアからの肝炎発症にはどう対応するか

a）何よりもまず劇症肝炎へ進展するリスクを確認する（⇒Q8，⇒Case 9）

無症候性キャリアが肝炎を発症した肝場合，まずHBVマーカーを含めた血液生化学検査，および画像検査を行い，HBVの状況，肝予備能，肝線維化の程度を急ぎ評価する．特にプロトロンビン時間をすぐに測定して劇症肝炎へ進展する可能性があるかどうかを迅速に評価する必要がある．患者は通常若年であり，重症の肝炎でも意識状態や全身状態に問題はなく，黄疸以外自覚症状がまったくない場合さえあるため，患者が元気だからといって劇症肝炎のリスクを見過ごしてはならない．劇症肝炎進展リスクがあると判断された場合には入院させ，速やかな治療介入が必要である．無症候性キャリアからの急性増悪の場合，プロトロンビン時間が60％を下回る前に速やかに核酸アナログを投与することが推奨されており，80％を下回る場合には核酸アナログ投与開始を視野に入れた厳重な監視が必要である．

b）次いで肝線維化の評価を（⇒Case 4）

次いで，画像検査，非侵襲的肝線維化評価，さらに必要ならば肝生検を行って肝線維化の程度を評価する．症状のない無症候性キャリアといっても，自覚がなく医療機関を受診しないまま軽度～中等度の肝炎を発症している可能性は否定できず，若年の症例でもすでにある程度肝線維化が進行している場合もある．このような場合はそれ以上の肝線維化の進行を防ぐため，肝炎に対して積極的な治療介入が必要である．

c）無症候性キャリアからの肝炎発症であることを確認する

さらに，HBs抗原陽性のHBVキャリアに生じた肝障害であっても，他の肝炎ウイルス感染，薬物，アルコール，自己免疫など，他の成因による可能性も否定

できないため，医療面接や血液検査などにより他の成因を除外しておく．また，それまでの経過が観察されていない症例であれば，HBV マーカーをチェックして無症候性キャリアからの HBV による肝炎発症であることを確認しておきたい．無症候性キャリアからの肝炎であれば HBe 抗原陽性，HBe 抗原陰性，HBV DNA 量高値である．HBV 初感染による B 型急性肝炎でも HBV マーカーは同様のパターンをとるが，IgM 型 HBc 抗体が陽性で，HBc 抗体価が比較的低値である．HBe 抗原陰性，HBe 抗体陽性の場合には無症候性キャリアではなく非活動性キャリアからの肝炎発症と考えられ，肝線維化が進行している場合が多い．

d）これらの可能性が否定できれば…

以上の諸検査の結果，無症候性キャリアの肝炎発症であり，黄疸があり高ビリルビン血症を認めたとしてもプロトロンビン時間が 80〜90％以上で肝予備能が保たれており，肝線維化の進行はなく，他の成因がなければ，すぐにはペグインターフェロンや核酸アナログなど抗ウイルス治療を開始せず，自然経過での HBe 抗原セロコンバージョンを期待してしばらく経過観察する．無症候性キャリアを含めた HBe 抗原陽性慢性肝炎の ALT 上昇時には，自然経過で HBe 抗原が陰性化する可能性が年率 7〜16％あると報告されている．

ただし，どのくらいの期間経過観察が許されるかについては明確なエビデンスはない．本人の年齢や肝炎に伴う自覚症状，治療内容への希望，女性であれば妊娠希望の有無，血清 ALT 値，HBe 抗原量や HBV DNA 量の推移，肝線維化の程度などを勘案しながらケースバイケースで判断する．核酸アナログはいったん投与を開始すると長期投与が避けられない（⇒Q22）ことから経過観察期間が長引いてしまいがちだが，治療介入を遅らせ肝線維化の進行を招いてしまうことは避けるべきである．

e）生活上の注意

肝炎を発症したからといって全例に対して安静を保つよう指示する必要はなく，生活上の注意は不要である．劇症肝炎発症のリスクがなく，患者本人に食思不振や強い全身倦怠感など日常生活を拘束する自覚症状がなければ入院の必要もなく，肝障害の程度に応じた間隔での外来での経過観察が可能であり，業務内容にもよるが通常勤務や通学，家事も問題ない．食事に関しても特に制限を加える必要はない．往々にして患者本人が脂ものは食べられないなどと感じている場合もあるが，患者本人に任せたままで問題ない．

> **ここが治療のカギ**
>
> ❶ プロトロンビン時間測定により劇症肝炎へ進展するリスクを評価する．
> ❷ 画像診断や肝生検により肝線維化の程度を評価する．
> ❸ 他の成因による肝障害でないかどうかを鑑別する．
> ❹ 以上を確認したうえで，自然経過での HBe 抗原セロコンバージョンを期待し，しばらくの間は抗ウイルス治療を行わず経過観察する．

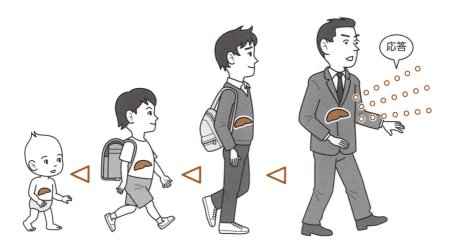

A 治療介入のタイミング

Case 3

1回診ただけで，非活動性キャリアと診断しても大丈夫？

> 56歳の男性．会社の定期健診でHBs抗原陽性を指摘され来院した．以前にもHBVキャリアといわれたことがあるが，血液検査の結果心配ないといわれそのままにしていた．今回の血液検査ではHBs抗原陽性，HBe抗原陰性，ALT 28 U/L，血小板数18万/μL．腹部エコー検査でも進行した肝線維化の所見はなかった．

⤴ 患者にすぐ「心配ない」と言ってよい？

- 1回だけの血液検査で「治療の必要はない」と判断してはダメ！
  - 4ヵ月後，8ヵ月後，1年後など，少なくとも年に3回ALT値とHBV DNA量を測定すること．
- 4ヵ月間隔で3回血液検査を行ったが，そのいずれにおいてもALT 30U/L以下，HBV DNA量 3.3 LogIU/mL以下であり，腹部エコー検査でも進行した肝線維化の所見はなかったため，非活動性キャリアと診断．核酸アナログによる治療を行わずそのまま定期的に受診させ，血液検査・画像検査を継続した．

1. 肝炎発症（免疫応答期）から非活動性キャリアへ（⇒Q2，⇒Q16）

免疫応答期にある多くの症例は自然経過でHBV DNAの増殖が抑制され肝炎が鎮静化し，HBe抗原セロコンバージョンが起こって非活動性キャリアとなる．その後さらにHBs抗原が消失しHBs抗体が出現するHBs抗原セロコンバージョンが起こり，この状態であれば体内には宿主DNAに組み込まれたHBVが残存しているものの，臨床的治癒とされる．HBV持続感染者での自然経過におけるHBs抗原消失率は年率約1％である．

しかし，HBe抗原セロコンバージョンが起こした症例のうち10〜20％では，

HBe 抗原陰性の状態で HBV が再増殖し，肝炎が再燃する（HBe 抗原陰性慢性肝炎）．また，4〜20％の症例では，HBe 抗体消失ならびに HBe 抗原の再出現（リバースセロコンバージョン）を認める．すなわち，HBe 抗原セロコンバージョンが起こることが B 型肝炎の治癒を意味するのではない．ALT 値および HBV DNA 量の推移に注意して治療適応を決定すべきである．

2.「非活動性キャリア」の診断はどうする？

a）ALT 値

このような症例はともすると「肝機能は正常なので問題ありませんね」と言われがちである．事実，以前から HBV 感染を指摘されているにもかかわらず，前回の受診時には「大丈夫である」という診断を受けている．今回も ALT 値は 28 U/L と低値である．しかし，本当にこの症例は「大丈夫」，すなわち治療の必要はない非活動性キャリアと診断できるのだろうか．

まず，ALT 値である．ALT 値の基準値上限は施設によって異なり，検査会社によっても異なるが，おおむね 40〜45 U/L に設定されている．しかし，日本や欧米の肝炎診療ガイドラインでは ALT の基準値上限はこれよりも低く設定されており，米国肝臓学会のガイドラインでは男性 30 U/L 以下，女性 19 U/L 以下を正常値として設定している．日本肝臓学会「B 型肝炎治療ガイドライン」では男女を問わず 30 U/L 以下が正常値である．これは 30〜40 U/L でも肝組織に炎症が残存し，線維化の進展が起こるリスクがあると考えられているためである．現在多くの施設では，各血液検査項目に対して，施設基準値範囲内か否かによって自動的に「H」「L」などというアラートが付されるシステムになっている．しかし ALT に関しては，測定値が施設基準値範囲内にあり，このようなアラートが付されていなくても，30 U/L 超であれば異常値であると判断すべきである．38 や 40 の場合，「H」がなくても異常高値である，と判断してほしい．

b）HBV DNA 量（⇒Q17，⇒Q18）

ALT 値とならんで重要なのは HBV DNA 量である．HBV 持続感染者では，ALT 正常例においても肝細胞癌が発生しうるが，HBV DNA 量の上昇に伴って発癌率が上昇し，HBV DNA 量が 2,000 IU/mL（3.3 LogIU/mL）以上では有意に発癌率が上昇することが明らかになっている（⇒Q6）．

HBV DNA 量測定は肝臓専門医以外の医師には若干ハードルが高いかもしれない．HBV 増殖のマーカーとしては 20 年ほど前には HBV DNA ポリメラーゼ測定

が行われていたが，その後，分岐プローブ法によるHBV DNA定量が，またTMA（transcription mediated amplification）法が臨床現場に導入された．しかし，現在ではこれらによる定量は行われず，代わって高感度かつダイナミックレンジが広いリアルタイムPCR法による定量が行われている（⇒Q17）．また，リアルタイムPCR法によるHBV DNA量の単位表記も，以前のLog copies/mLから，現在はLogIU/mLが使用されている（⇒Q18）．このような測定法および単位表記の変遷が，その領域を専門としない医師にとってわかりにくさを感じる原因となっていることは否めないだろう．

臨床検査の進歩は早く，今後も変化していく可能性は否定できないが，少なくとも現時点では「HBV DNA（核酸）定量」検査をオーダーすると，HBV DNA量の測定結果がLogIU/mL表記で得られる．また，HBV DNA量測定は院内測定ではなく外注委託している施設も多く，測定結果が得られるまで1週間程度必要となることも，ともするとHBV DNA量測定が軽んじられる一因かもしれない．しかし，上記のようにHBV DNA量高値がALT値と独立した，別個の発癌リスクであることは確実であり，非活動性キャリアの診断にHBV DNA量測定は欠かせない．

c）時間的推移

加えて，重要なのは血液検査結果の時間的推移である．当然のことながらALT値もHBV DNA量も経時的に変化する．ある1回の血液検査でいずれも低値であったとしても，時間をおいて再検査したところ値が上昇している可能性がある．1年間に3回以上測定したALTが40U/L未満のHBe抗原陰性症例において肝生検所見を検討した結果からは，いずれにおいてもHBV DNA量が2,000 IU/mL（3.3 LogIU/mL）未満であれば肝炎活動性・肝線維化とも軽度であり，長期予後が良好であると報告されている．このことから，治療不要な非活動性キャリアと診断するためには，最低1年間に3回の血液検査が必要であると考えられる．

3．非活動性キャリアの診断は慎重に，治療待機の判断はさらに慎重に

以上より，日本のB型肝炎治療ガイドラインにおいて非活動性キャリアは，「抗ウイルス治療がなされていないdrug freeの状態で，1年以上の観察期間のうち3回以上の血液検査すべてにおいて，①HBe抗原が持続陰性，かつ②ALT値が持続正常（30U/L以下），かつ③HBV DNA量が2,000 IU/mL（3.3 LogIU/mL）未満，のすべてを満たす症例」と定義され，肝硬変など線維化進展例を除きこの基準を満たせば治療適応はなく，治療待機が可能とされている．

このように，非活動性キャリアの診断基準を満たしているかどうかの判断は1回だけの血液検査で判断するのではなく，慎重に行うべきである．ただし，非活動性キャリアの診断基準を満たしてさえいれば治療する必要はない，ということではない．非活動性キャリアの定義を満たしていても明らかな肝硬変症例では，HBV DNA が陽性であれば核酸アナログによる治療適応となる．また肝硬変でなくとも，次項で述べるような肝線維化や肝細胞癌発症のリスクを持つ症例では肝生検や非侵襲的肝線維化評価を行い，治療適応について検討する．

4. 治療待機とした場合でも…

治療をせず経過観察を基本とする症例のなかでも，発癌リスクの高い症例，すなわち40歳以上，男性，高ウイルス量，飲酒者，肝細胞癌の家族歴，HCV・HDV・HIV 共感染，肝線維化進展例，肝線維化進展を反映する血小板数の低下例，ゲノタイプ C，コアプロモーター変異型などでは，頻回の画像検査による肝細胞癌のサーベイランスが必要である．また，HBs 抗原が陰性化し HBs 抗体が出現した慢性肝炎症例でも，HBs 抗原消失前にすでに肝硬変に進展していた症例では発癌リスクがあること，さらに HBV 完全閉環二本鎖 DNA（covalently closed circular DNA：cccDNA）が排除されても HBV ゲノムの組み込みにより肝細胞癌発生リスクが残ることを認識すべきである．

核酸アナログなど治療法が進歩した近年でも HBV 持続感染者からの発癌は減少していない．これはおそらく，本来抗ウイルス治療を行い HBV DNA を減少させておくべき症例が，非活動性キャリアとみなされ，適切なサーベイランスも行われず放置されているためと思われる．安易に非活動性キャリアと診断して治療・経過観察対象から外してしまうことには慎重になるべきである．

非活動性キャリアとは以下を満たす症例である．

1年間に3回以上血液検査を行い，そのすべてにおいて
　①HBe 抗原が持続陰性
　②ALT 値が持続正常（30 U/L 以下），
　③HBV DNA 量が 2,000 IU/mL（3.3 LogIU/mL）未満

> **ここが治療のカギ**
>
> ❶ 非活動性キャリアの診断は慎重に．1回だけの血液検査だけではなく経時的な変化も重視する．
> ❷ 肝線維化がないか，あっても軽度の非活動性キャリアであれば治療待機でOK．ただし発癌リスクが高ければ頻回のサーベイランスは忘れずに．
> ❸ 肝硬変ないし線維化進行例であれば，非活動性キャリアでも核酸アナログによる治療適応．

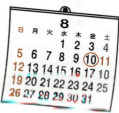

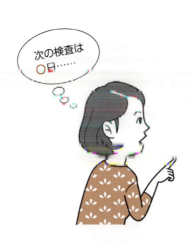

Ⓐ 治療介入のタイミング

Case 4

肝生検が必要なのはどんな場合？

> 56歳の男性．会社の定期健診でHBs抗原陽性を指摘され来院した．以前にもHBVキャリアといわれたことがあるが，血液検査の結果心配ないといわれそのままにしていた．今回の血液検査ではHBs抗原陽性，HBe抗原陰性，ALT 28 U/L，血小板数18万/μL．腹部エコー検査では肝辺縁の鈍化，肝表面の凹凸などやや進行した肝線維化を示唆する所見がみられた．

⮕ 患者にすぐ「心配ない」と言ってよい？

- 血小板数は保たれていたが，腹部エコー検査では肝辺縁の鈍化，肝表面の凹凸などやや進行した肝線維化を示唆する所見がみられた．HBV DNA量は3.5 LogIU/mLと治療適応基準をやや超えていた．
- 以上より肝発癌リスクが高いと判断，入院させ肝生検を施行した．線維化の程度はF3であり，核酸アナログによる治療を開始した．

(処方例)
バラクルード（0.5mg）1錠　分1（空腹時）
　あるいは
テノゼット（300mg）1錠　分1（朝食後）
　あるいは
ベムリディ（25mg）1錠　分1（朝食後）

1. 肝線維化評価の方法は？

　現在，治療適応を決定するうえで最も重要な基準が，①組織学的進展度，②ALT値，および③HBV DNA量である（⇒Q11）．このうち，ALTとHBV DNA量は血液検査で評価できるが，組織学的進展度はどのように評価すればよいだろうか．
　組織学的進展度のgold standardは依然として肝生検である．肝組織所見を検討

することにより，肝炎の活動性や線維化の程度の評価が可能となり，過去の数多くの報告から予後予測や肝発癌リスクを評価するうえで高いレベルのエビデンスが蓄積されている．診断に迷うような症例でも診断と線維化評価とを同時に行うことができ，極めて価値が高い．しかしその一方で，侵襲性が高い検査であり，一定の割合で合併症が発生することが避けられない．ほとんどの施設では入院を必要とすることもデメリットのひとつである．また，最近は腹腔鏡による肝生検を行っている施設はごく少数で，多くの施設では超音波ガイド下で肝生検を行うため，肝全体の観察は不可能であり，穿刺部位によってはサンプリングエラーが生じうる．さらに評価を行う病理医によって異なる判断がなされる可能性も無視できない．

　肝生検に伴うこのような欠点を補うものとして，近年非侵襲的肝線維化評価が脚光を浴びている．非侵襲的肝線維化評価には，単一の血清マーカーを用いる方法，複数の血清マーカーを組み合わせる方法，画像診断機器を用いる方法の3通りがある（表12）．血清マーカーの測定はほとんどの施設で可能であり，フィブロスキャンなどの画像診断機器も現在多くの施設で備えられつつある．非侵襲的肝線維化評価であれば肝生検に伴う合併症リスクは回避でき，経時的な測定も容易である．評価者間・施設間の差異もなく，低コストでもある．しかし，臨床現場に導入されて日が浅く，予後予測・肝発癌リスク評価において十分なエビデンスが得られているとは言い難い．

　このように肝生検と非侵襲的肝線維化評価とはそれぞれ一長一短があるが，いずれにせよHBVキャリアのフォローアップでは肝線維化評価は重要である．その施設で施行可能である非侵襲的肝線維化評価を経時的に行い，肝線維化の進行を確認する．非侵襲的肝線維化検査が行えない場合，また行えても結果の解釈が困難な場合には肝生検を行うことが勧められる．

表12　非侵襲的肝線維化評価

血清マーカー	
単一	ヒアルロン酸
	4型コラーゲン
	M2BPi
複数	FIB-4 index
	APRI
画像診断	
	MRエラストグラフィー（MRE）
	Transient elastography（TE，フィブロスキャン）
	Shear wave elastography（SWE）

2. どのようなときに肝生検を行うか？

それでは，どのような場合に肝生検を行うべきだろうか．

原則として，ALT が正常〜軽度上昇する症例や間欠的に上昇する症例，画像診断で肝線維化が疑われる症例では，肝生検を施行する．また，40 歳以上で HBV DNA 量が多い症例，血小板数 15 万/μL 未満の症例，肝細胞癌の家族歴のある症例では発癌リスクが高いため（⇒Q6），肝生検を施行して治療適応を検討する．HBe 抗原陰性の非活動性キャリアでは線維化進展例・非進展例の鑑別はしばしば困難であり，正確な診断には肝生検が有用である．肝生検によって中等度以上の肝線維化（F2 以上），肝炎活動性（A2 以上）を認めた場合には治療適応とする．一方，臨床的に明らかな肝硬変や，ALT が正常値の 2 倍以上を持続する慢性肝炎では，治療適応判断のみを目的とした肝生検は必ずしも行う必要はなく，すぐに治療を開始する．

肝線維化の進行によって階段を下りるように血小板数が低下していく C 型慢性肝炎とは異なり，HBV キャリアではルーチンの血液検査結果から肝線維化の程度を評価することはしばしば困難である．線維化の進行に伴い確かに血小板数が低下している症例は多いが，その一方で画像上明らかな肝硬変であっても血小板数やアルブミン値は基準値範囲内で，血液検査結果に何ら異常がないことすらある．血液検査結果だけで線維化はない，あるいは軽度であると即断せず，画像検査，さらに肝生検ないし非侵襲的肝線維化評価を行って，線維化の程度を正確に把握することが求められる．

ここが判断のポイント！

ここが治療のカギ

❶ HCV キャリアとは異なり，HBV キャリアではルーチンの血液検査結果から肝線維化の程度を評価することはしばしば困難である．血液検査結果だけで線維化はない，あるいは軽度であると即断してはならない．

❷ 非侵襲的肝線維化評価には，単一の血清マーカーを用いる方法，複数の血清マーカーを組み合わせる方法，画像診断機器を用いる方法の 3 通りがある．

❸ 肝生検，あるいは非侵襲的肝線維化評価によって経時的に肝線維化評価を行い，治療適応を判断する．

Ⓐ 治療介入のタイミング

Case 5

慢性肝炎の治療が必要！① ～まずはどうする？～

> 35歳の女性．3年前からHBVキャリアとして外来通院している．HBs抗原陽性，HBe抗原陽性．当初ALT値は正常だったが，この半年ほどでALT値が上昇し60～80 U/Lとなった．HBV DNA量は4.5～5.5 LogIU/mLで推移している．HBVゲノタイプはAだった．

↪ さて，治療方針はどうする？

- HBe抗原陽性慢性肝炎で，血液検査ではALT値，HBV DNA量ともに治療適応基準を満たし，治療が必要である．若年の女性であり，今後妊娠・出産も予想される．HBVゲノタイプもPeg-IFNの治療効果が比較的高いと考えられるA型であった．

- 治療が長期にわたる核酸アナログではなく，まずPeg-IFNによる抗ウイルス治療について検討し，患者に予想される治療効果や副作用について説明した．患者の同意が得られたため，Peg-IFNによる抗ウイルス治療を開始した．

（処方例）
ペガシス　180 μg　週1回皮下注射（48週）

1. 慢性肝炎への初回治療 — まずはPeg-IFNを検討

　治療適応基準を満たしている症例，あるいは満たしていなくとも肝線維化が進行しており治療が必要と判断された症例では，抗ウイルス治療を開始する．現在使用可能な2種の薬剤，すなわちPeg-IFNと核酸アナログのうち，どちらを選択すべきだろうか．

　ガイドラインでは，まずPeg-IFNを第一に検討することを推奨している（図6）．Peg-IFN治療では，48週と期間を限定した治療により，治療効果が得られた症例

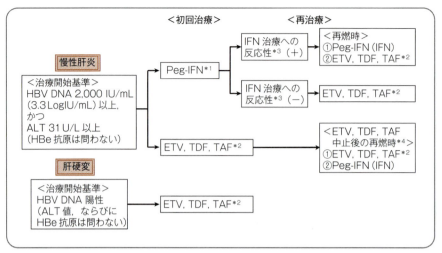

図6 抗ウイルス治療の基本方針

*1：HBe 抗原セロコンバージョン率や HBV DNA 陰性化率が必ずしも高くはないこと，個々の症例における治療前の効果予測が困難であること，予想される副作用などを十分に説明すること．
*2：挙児希望がないことを確認したうえで，長期継続投与が必要なこと，耐性変異のリスクがあることを十分に説明すること．核酸アナログの選択においては，それぞれの薬剤の特性を参考にする．
*3：ALT 正常化，HBV DNA 量低下（HBs 抗原量低下），さらに HBe 抗原陽性例では HBe 抗原陰性化を参考とし，治療終了後 24~48 週時点で判定する．
*4：ETV 中止後再燃時の再治療基準：HBV DNA 100,000IU/mL（5.0LogIU/mL）以上，または ALT 80U/L 以上．

（日本肝臓学会　肝炎診療ガイドライン作成委員会（編）．B 型肝炎治療ガイドライン（第3版），2017：p.59 より許諾を得て転載）(http://www.jsh.or.jp/medical/guidelines/jsh_guidlines/hepatitis_b)（2018年2月閲覧）

では drug free で持続的な HBe 抗原セロコンバージョン，さらに HBs 抗原陰性化が得られる可能性があり，加えて薬剤耐性がない．また，従来型 IFN では 35 歳以上において治療効果が低下したが，国内外の Peg-IFN 臨床試験では，HBV ゲノタイプ A で治療効果が高い以外には治療効果とゲノタイプ，年齢に有意な関連はなく，従来型 IFN では治療抵抗性とされていた HBV ゲノタイプ C や 35 歳以上でも有効例を認める．これらの特性を踏まえ，<u>慢性肝炎に対する初回治療では，HBe 抗原陽性・陰性や HBV ゲノタイプにかかわらず，原則として Peg-IFN 単独治療を第一に検討する．特に，若年者や挙児希望者など，核酸アナログの長期継続投与を回避したい症例では Peg-IFN が第一選択となる</u>．

ここが判断のポイント！

2. Peg-IFN 治療にあたって注意すべきこと

ただし，治療反応例が 20〜30％程度と必ずしも高くはなく，個々の症例における治療前の効果予測が困難であること，また核酸アナログに比べ副作用が多彩かつ高頻度であることなどを十分に説明し，同意を得ることが必要である．また，Peg-IFNα-2a（ペガシス®）の国内臨床試験では，HBe 抗原陽性・陰性いずれの群でも対象症例の 95％以上が 50 歳未満であり，50 歳以上の症例における有効性は十分に検証されていないため，適応症例はおおむね 50 歳までと考えるべきである．

一方，間質性肺炎，自己免疫性肝炎例では Peg-IFN は禁忌であり，うつ症状や精神症状，自己免疫疾患合併例でも投与を行うべきではない．肝硬変に対する投与も認められていない．副作用として血球減少はほぼ必発であるため，肝硬変ではなくとも血球減少が認められる症例では投与を避けるべきである．

3. Peg-IFN を「第一に検討する」

最後に，ガイドラインでは Peg-IFN を「第一に検討する」とは記載しているものの，「第一に選択する」とは書かれていないことに留意していただきたい．

使用経験のある医師はよく知っている通り，Peg-IFN はなかなか使いにくい薬剤であり，患者にとっても 1 年にわたりかなりの副作用に耐えつつ毎週の来院を強いられ，負担が大きい治療である．加えて治療反応が期待できる可能性が 20〜30％しかないということになると，実際のところ大多数の HBV キャリア例では核酸アナログが選択されるというのが日本の臨床現場の実情であろう．それでも，核酸アナログの場合には数十年にわたる長期投与が強いられること，Peg-IFN 治療でうまく奏効すれば薬は要らなくなり，HBe 抗原セロコンバージョンに加え HBs 抗原セロコンバージョンも期待できることを踏まえて，何も考えずに核酸アナログ投与を開始してしまう前に，Peg-IFN という選択肢について一度は考え，患者さんにも話してみてください，という意図がこの語句には含まれている．

> **ここが治療のカギ**

1. Peg-IFN治療では，48週と期間を限定した治療により，治療効果が得られた症例ではdrug freeで持続的なHBe抗原セロコンバージョン，さらにHBs抗原陰性化が得られる可能性があり，薬剤耐性もない．
2. 一方，治療反応例が20〜30％程度と必ずしも高くはなく，個々の症例における治療前の効果予測が困難である．副作用が多彩かつ高頻度．適応症例はおおむね50歳まで．肝硬変は保険適用外．
3. 何も考えずに核酸アナログ投与を開始してしまう前に，Peg-IFNという選択肢について一度は考え，患者さんにも話してみる．

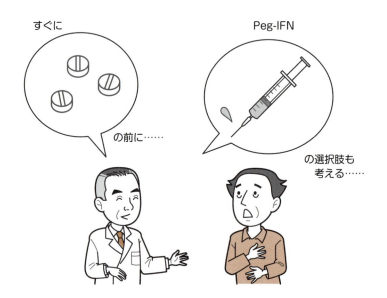

A 治療介入のタイミング

Case 6

慢性肝炎の治療が必要！② ～核酸アナログ，どれを使う？～

> 55歳の男性．人間ドックでHBs抗原陽性を指摘され受診．過去に医療機関の受診歴はほとんどなく，B型肝炎について指摘されたことはなかった．HBs抗原陽性，HBe抗原陰性．ALT 85 U/L，HBV DNA 4.8 LogIU/mL．腹部エコー検査を行ったところ慢性肝疾患の所見で，軽度の脾腫がみられた．

さて，治療方針はどうする？

- HBe抗原陰性慢性肝炎で，血液検査ではALT値，HBV DNA量ともに治療適応基準を満たし，治療が必要である．腹部エコー検査でもやや進行した線維化の存在が疑われる．入院を必要とする肝生検はできないとのことなので，外来でフィブロスキャンを行ったところ，やはり中等度の線維化を示唆する結果であった．
- 50歳を超えておりPeg-IFNの適応はないと判断，核酸アナログによる治療を開始することとした．

```
〔処方例〕
バラクルード (0.5mg) 1錠  分1（空腹時）
  あるいは
テノゼット (300mg) 1錠  分1（朝食後）
  あるいは
ベムリディ (25mg) 1錠  分1（朝食後）
```

1. どの核酸アナログを使用する？

治療適応のあるB型慢性肝炎患者で，Peg-IFNの適応ではないと判断された場合には核酸アナログを使用する．現在日本で使用可能な核酸アナログLAM，ADV，ETV，TDF，TAFの5種類だが，このうち長期使用しても薬剤耐性変異が

生じにくく，ガイドラインで現在第一選択薬として推奨されているのは ETV，TDF，TAF の 3 種である（図 6 [p.58] 参照）．

　各核酸アナログの相違点を Q25〜Q27 にまとめた．治療効果はどの薬剤を使用しても大きな違いはない．安全性の観点からは，ETV は発売後すでに 10 年経過しているにもかかわらず，目立った重篤な副作用の報告はなく，安全性には定評のある薬剤である．TDF では長期使用に伴い腎・骨に対する副作用の懸念があるが，同じく TFV のプロドラッグである TAF ではこの点が改善されている．腎障害がある場合には ETV，TDF では投与間隔を調整する．薬価もこの 3 剤では大きな差異はない．ただし ETV は発売後 10 年が経過しており，薬価がほぼ 3 分の 1 となっているジェネリック薬が多種発売されている．また，ETV は食後に服用すると吸収率が低下するため，服用前後それぞれ食事との間隔を 2 時間以上空ける必要があるが，TDF，TAF では食後に服用できる．薬剤相互作用については，ETV では添付文書上特に記載はないが，TDF では抗 HIV 薬やアシクロビルなどの抗ウイルス薬が併用注意となっており，TAF ではリファンピシン，セイヨウオトギリソウが併用禁忌，リファブチン，またカルバマゼピンなど抗けいれん薬が併用注意となっている．

2. 核酸アナログを使用するにあたって患者に説明しておくことは？

　核酸アナログは逆転写酵素阻害薬であり，抗ウイルス効果は HBV DNA への逆転写を阻害することで発揮されるが，肝細胞の核内に存在する cccDNA を消失させることができないため，血中 HBV DNA が陰性化しても核酸アナログ治療中止後にはこの cccDNA が鋳型となり，ウイルス複製が再開して肝炎が再燃する．したがって，患者には，長期投与が必要となること，毎日きちんと薬剤を服用する必要があること，自己判断で中止してはならないことをよく話しておく．急な要件，体調不良，自然災害などの事情で予定来院日に患者が来院できなくなることもあるため，次回の予約日までの日数と処方日数とを勘案し，患者の手元に 10 錠程度余裕を持たせておくほうがよい．また，妊娠可能年齢の女性に投与する場合には，TDF 以外の ETV や TAF では妊娠時の安全性は確認されていないことを話しておく．現在は廃止されているものの，FDA（U.S. Food and Drug Administration，米国食品医薬品局）が以前作成していた薬剤胎児危険度分類基準において，ETV は危険性を否定することができないとされるカテゴリー C であるが，TDF はヒトにおける胎児への危険性の証拠はないとされるカテゴリー B とされており，TDF は

妊娠時でも比較的安全性が高いため，妊娠可能な女性の場合には TDF を選択するほうがよい．

3. 核酸アナログを使用するにあたって必要な手続きは？

　核酸アナログは 1 錠 1,000 円程度，1 ヵ月服用すると 3 割負担で自己負担が 9,000 円/月にのぼる高額な薬剤であり，加えて長期服用が必要となるため患者の経済的負担が大きい．このため，現在国は核酸アナログによる治療を受けている患者に対して肝炎医療費助成を行っており，これにより自己負担は月額 1 万円（世帯所得の高い場合は 2 万円）に抑えられるため，患者にはこの制度を利用するよう積極的に勧めるべきである．具体的には，

①所轄の保健所ないし市区町村の役所（東京都は後者）に備え付けてある申請書，診断書などの書類一式を患者に取りに行ってもらう
②診断書を肝臓専門医ないしそれに準ずる医師が作成する
③診断書を申請書や世帯調書などとともに患者が窓口へ提出
④審査を経て患者の手元に医療費受給者証が送付される

という手続きとなる．患者はその後医療機関や薬局で支払いを行うたびに受給者証を提出し，金額を記載してもらう．B 型肝炎に関連した医療費であれば，薬剤費だけではなく再診料や血液検査・画像検査に関連した費用も合算される．申請してから審査を経て受給者証が送付されるまでおおむね 2 ヵ月程度かかるが，その間の医療費も領収書を提出すれば還付されるため，受給者証の到着を待って核酸アナログによる治療を開始する必要はない．

　なお，核酸アナログを毎月 30 日分処方していると毎月の医療費負担がちょうど 9,000 円程度となり，自己負担額をやや下回るのみとなる．処方を開始した直後はこれもやむを得ないが，患者の状態が安定してくれば 3 ヵ月処方を行うことが多く，この場合 90 日分処方された薬剤を薬局で購入すると 27,000 円程度の費用が生ずるところ，9,000 円程度の負担で済むこととなり，メリットが大きい．

　また，現制度は年 1 回受給者証の更新が必要であり，以前は医師が毎年更新のための診断書を記載する必要があった．これは患者にとっても医師にとっても負担が大きいため，現在は ALT 値，HBs 抗原，HBe 抗原・抗体，HBV DNA 量などの結果が記載された血液検査結果，画像検査結果，処方内容などのコピーを提出することにより，医師の記載する診断書は不要となっている．

> ここが治療の**カギ**

❶ 核酸アナログを開始する際には，期待される治療効果とともに，長期投与が必要となること，自己判断で中止しないことをよく説明しておく．
❷ 肝炎医療費助成の手続きを取るように話す．
❸ 処方時はできれば手元に10錠程度予備をつくっておくようにする．
❹ 妊娠可能な女性の場合，比較的安全性の高いTDFを選択する．

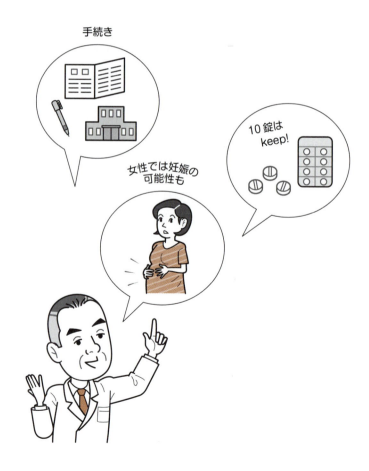

Ⓐ 治療介入のタイミング

Case 7

肝硬変の治療が必要！ ～治療方針はどうする？～

> 55歳の男性．人間ドックでHBs抗原陽性を指摘され受診．過去に医療機関の受診歴はほとんどなく，B型肝炎について指摘されたことはなかった．HBs抗原陽性，HBe抗原陰性．ALT 32 U/L，HBV DNA 2.7 LogIU/mL．腹部エコー検査を行ったところ肝硬変の所見で，脾腫がみられた．上部消化管内視鏡では軽度の食道静脈瘤を認めた．

↪ さて，治療方針はどうする？

- HBe抗原陰性で，血液検査ではALT値は比較的低値，HBV DNA量も治療適応基準を満たさない．しかし，腹部エコー・内視鏡では静脈瘤を伴う肝硬変と診断でき，HBV DNAが陽性であることから治療が必要と判断される．
- 肝硬変のためPeg-IFNの保険適用はなく，核酸アナログによる治療を開始することとした．

（処方例）
バラクルード（0.5mg）1錠　分1（空腹時）
　あるいは
テノゼット（300mg）1錠　分1（朝食後）
　あるいは
ベムリディ（25mg）1錠　分1（朝食後）

1. 抗ウイルス薬の選択は？

〈ここが判断のポイント！〉

　画像診断や肝生検，非侵襲的肝線維化評価などで進行した肝線維化がみられ，肝硬変と診断した場合には，血中HBV DNAが陽性（検出可能）である限り，ALT値が基準値範囲内であっても，HBe抗原が陽性であっても陰性であっても，核酸

アナログの治療適応となる（⇒Q11）．代償性肝硬変だけではなく，静脈瘤破裂後や腹水貯留後など非代償性肝硬変であっても核酸アナログを使用することによって肝予備能の改善が期待できる．

核酸アナログとしては，肝硬変に対しても慢性肝炎と同様，ETV，TDF，TAF の 3 種類が推奨される（図 6 [p.58] 参照）．非代償性肝硬変に対しては，いずれも添付文書上「国内での使用経験がない」として慎重投与となっているものの，発売から日が経っている ETV では症例報告レベルながら国内でも非代償性肝硬変に対する使用経験が蓄積されている．日本では Peg-IFN の肝硬変に対する保険適用はない．

2. 核酸アナログを使用するにあたって患者に説明しておくことは？

慢性肝炎の場合と同様である（⇒Case 6）．ただし，肝予備能の低下している肝硬変症例では核酸アナログを中止すると肝炎の再燃をきたし，肝不全を誘発するリスクがあるため，肝硬変例では核酸アナログによる治療は中止すべきではなく，生涯にわたる治療継続が必要となる．また，非代償性肝硬変では核酸アナログによる治療を開始してもその効果が十分発現する前に肝不全が進行し，肝移植を行わない限り死亡する可能性があること，核酸アナログ投与により乳酸アシドーシスを発症する可能性があることを念頭に置き，患者にも説明しておく．

3. 核酸アナログを使用するにあたって必要な手続きは？

これも慢性肝炎の場合と同様，肝炎医療費助成の手続きをとる（⇒Case 6）．

ここが治療のカギ

❶ 肝硬変例では核酸アナログによる治療は中止すべきではなく，生涯にわたる治療継続が必要となる．
❷ 非代償性肝硬変であっても核酸アナログを使用することによって肝予備能の改善が期待できるため，積極的に使用すべきである．
❸ ただし，非代償性肝硬変では核酸アナログによる治療を開始しても，その効果が十分発現する前に肝不全が進行し死亡する可能性があることを説明する．核酸アナログ投与により乳酸アシドーシスが発症した報告がある．

Case 8

核酸アナログの中止後，また肝炎が再燃した！

42歳の女性．36歳時に肝炎の増悪があったためETVの服用を開始した．ALT値は正常化し，HBV DNAも陰性化した．この状態が5年間続き，本人の強い希望があったため1年前にETVを中止した．6ヵ月前からHBV DNAが陽性となり，3ヵ月前にはALT値が52 U/Lとなった．本日ALT値はさらに上昇，105 U/Lとなった．HBs抗原陽性，HBe抗原陽性．HBV DNA 5.5 LogIU/mL.

↳ さて，治療を再開すべきか？

- もともとHBe抗原陽性の慢性肝炎で，核酸アナログ中止後の肝炎再燃と診断．ALT値が80 U/L, HBV DNA量が5.0 LogIU/Lを超えており，自然経過で非活動性キャリアに移行する可能性は低く，再治療が必要と判断した．
- 前回治療時ETVが奏効しており，今回もETVによる治療を行うこととした．

1. 核酸アナログ中止後の経過は？

　何らかの理由により核酸アナログによる治療を中止し，そのまま肝炎が終息すれば再治療の必要はない．どのような場合に中止が成功したと判断できるかどうかについては明確な基準はないが，最終的に非活動性キャリアの状態，すなわちALTが30 U/L以下かつHBV DNA量が3.3 LogIU/mL未満にまで低下し，その状態が持続すれば抗ウイルス薬による再治療の必要はなく，予後はおおむね良好であると判断してよい．核酸アナログ治療中止成功例の長期予後については現時点では明らかでないが，自然経過では，このような非活動性キャリアの状態になると，肝病変の進行はなく，発癌率も低下することが報告されている（⇒Q2）．

　一方，核酸アナログ中止後にも非活動性キャリアの状態にはいたらず，肝炎が再燃し重症肝炎となる場合もまれではなく，このような場合には核酸アナログによる再治療が必要となる．もっとも，HBV DNA量ないしALT値が増加したからと

いって，すぐに再治療が必要とは限らない．厚生労働省研究班の後ろ向き検討では，最終的に非活動性キャリアに移行した症例の約 2/3 において，核酸アナログ治療中止後一過性の HBV DNA 量または ALT 上昇を認めており，HBV DNA 量または ALT 値の上昇例すべてに対して治療再開の必要はないことが明らかになっている．ただし，ALT 80 U/L 以上または HBV DNA 量 5.0 LogIU/mL 以上の上昇を認めた場合には，最終的に非活動性キャリアに移行する可能性は低く，再治療を考慮すべきであると報告されている．

ここが判断のポイント！

2．どのように再治療を行うべきか？

再治療の場合でも原則として初回治療と同様の原則で抗ウイルス薬を選択する．ただし，初回治療の段階ですでに Peg-IFN の適応はないと判断されているため，Peg-IFN が選択されるケースはまれで，ほとんどの場合には核酸アナログによる再治療が行われる．前回治療において使用した核酸アナログの治療効果が良好であればその薬剤を再開すればよい．もっとも，LAM，ADF が使用されていた場合には，長期投与でも耐性変異ウイルス出現頻度の低い ETV，TDF，TAF からいずれかを選択することが推奨される．患者に対する説明や手続きも初回治療の場合と同様である．

ここが治療の**カギ**

❶ 核酸アナログ治療中止成功例の長期予後については現時点では明らかでないが，自然経過では非活動性キャリアの状態になると肝病変の進行はなく，発癌率も低下する．

❷ 最終的に非活動性キャリアに移行した症例の約 2/3 において，核酸アナログ治療中止後一過性の HBV DNA 量または ALT 上昇を認めており，HBV DNA 量または ALT の上昇例すべてに対して治療再開の必要はない．

❸ 再治療の場合もほとんどの場合には核酸アナログによる再治療が行われる．前回治療と同一の核酸アナログを選択する必要はない．

A 治療介入のタイミング

Case 9

急性肝炎にはどう対応する？

> 32歳の男性．4日前から出現した黄疸を主訴に来院した．全身倦怠感は強いが食事は何とか摂れるという．ALT 1,305 U/L，総ビリルビン 5.8 mg/dL，プロトロンビン時間82％．HBs抗原陽性，HBe抗原陽性，IgM型HBc抗体陽性，HBV DNA 7.5 LogIU/mL．HBVゲノタイプはAだった．過去にHBVキャリアと言われたことはない．2～3ヵ月前初対面の女性との性交渉があったという．

↪ さて，方針はどうする？ 核酸アナログの投与は必要？

- 医療面接の情報，およびALT値高値，HBs抗原陽性，IgM型HBc抗体陽性からHBVの初感染によるB型急性肝炎と診断．
  - 抗HIV抗体を検査したところ陰性であった．
  - 入院させ，当初はALT値とプロトロンビン時間を2日ごとにチェックした．ALT値は第4病日に1,567 U/Lまで上昇したもののその後低下，プロトロンビン時間も80％を下回ることはなかった．全身状態も徐々に改善した．このため劇症肝炎へ進展するリスクはないと判断．
  - また，HBV DNA量は徐々に低下，HBs抗原価・HBe抗原価ともに順調に低下したため，慢性化の可能性もないと判断した．
- このため抗ウイルス薬を投与することなく，肝庇護薬も使用せず無治療のまま経過観察した．3ヵ月後にはHBV DNAが陰性化，6ヵ月後にはHBs抗原も陰性化した．

1. B型急性肝炎で確認すべきことは？

　B型急性肝炎は自然治癒傾向の強い疾患であり，90％以上の症例では無治療のまま自然経過でHBVが排除される（⇒Q7）．抗ウイルス治療が必要となるのは重症化・劇症化の可能性がある場合，慢性化の可能性がある場合の2つである．重症化・劇症化のリスクの有無は肝予備能を最も迅速に評価できるプロトロンビン時間の延長によって判断する．また，ALT値やHBV DNA量が減少せず，HBs抗

原が陰性化しない場合には慢性化の可能性を考える必要がある．

したがって，B型急性肝炎の経過では，ALT値とともにプロトロンビン時間を頻回にモニターし，プロトロンビン時間の延長の程度を注意深く観察する．合わせて定期的にHBV DNA量やHBs抗原量をチェックする．感染初期には陽性であるHBe抗原が陰性化することもHBV排除の過程として重要であるが，最終的にはHBs抗原の陰性化が確認できないと慢性化の可能性は否定できない．

また，現在日本で急性肝炎の原因として最も高頻度であるゲノタイプAでは慢性化のリスクが高いため，ゲノタイプも必ず確認しておく．さらに，成人におけるB型急性肝炎は現在ほとんどの場合が性感染症であり，HIV感染を伴っている場合がある．この場合，抗HIV治療を視野に入れて3剤以上の抗HIV薬による治療が必要となるため，HIV感染の有無も忘れずにチェックする．

2. 治療はどうするか？

重症化・劇症化，慢性化の可能性がなければ予後は良好で抗ウイルス治療の必要はない．全身倦怠感や悪心が強く経口摂取が不十分な場合には安静とさせ輸液を行う．肝炎の改善を目的に免疫抑制作用を持つ副腎皮質ステロイド薬やグリチルリチン製剤を投与することは宿主の免疫応答を抑制しHBVの排除を遅延させ，肝炎の遷延化・慢性化につながる可能性があるため推奨できない．

一過性感染に終わる場合，ALT値やHBV DNA量は経過中多少の増減はあっても順調に低下する．一方，これらが正常化・陰性化せず，HBs抗原も陰性化しない場合には慢性化の可能性があると判断し，抗ウイルス薬による治療を行う．治療薬の選択は慢性肝炎に対する初回治療時の治療薬選択に準じて行い，まずPeg-IFN治療を検討する．核酸アナログを投与する場合にはETV，TDF，TAFが第一選択である．

劇症化のリスクはプロトロンビン時間を頻回にモニターすることによって評価する．劇症肝炎の診断基準はプロトロンビン時間40％以下であるが，核酸アナログの効果が現れるまでには若干の時間がかかるため，40％以下になったところで治療を開始するのでは遅く，プロトロンビン時間が40％以下まで低下するのを待たずに核酸アナログの投与を開始する（⇒Case 10）．

ここが治療のカギ

1. ゲノタイプAでは慢性化の可能性が高いため,ゲノタイプも必ず確認する.
2. 感染ルートが同じであるHIV共感染の有無も忘れずに.HIV感染に気づかないままHBVに対して核酸アナログ単剤治療を開始するのはNG！
3. 免疫抑制作用を持つ副腎皮質ステロイド薬やグリチルリチン製剤の投与は推奨できない.
4. ALT値やHBV DNAが正常化・陰性化せず,HBs抗原も陰性化しない場合には慢性化の可能性があると判断し,抗ウイルス薬による治療を行う.
5. 劇症化のおそれがある場合,プロトロンビン時間が40%以下まで低下するのを待たずに核酸アナログの投与を開始する.

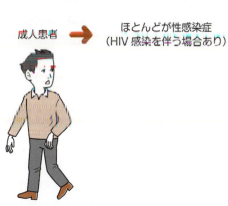

Ⓐ 治療介入のタイミング

Case 10

劇症肝炎疑いの患者が来た！

> 35歳の男性．劇症肝炎疑いのため他院から搬送されてきた．1週間前から黄疸が出現，様子をみていたが改善しないため，昨日他院を受診，入院した．意識は清明．ALT 2,435 U/L，総ビリルビン 9.8 mg/dL．プロトロンビン時間 45％，HBs抗原陽性，HBe抗原陽性，HBV DNA 7.5 LogIU/mL．本日プロトロンビン時間が40％まで低下したため，劇症肝炎の発症を疑われて搬送されてきた．しかし，最初に診察した内科医は「意識はクリアなのでこのまま様子をみていて大丈夫かも…」と言っている．

⤴ さて，本当に大丈夫？

- まったく大丈夫ではない！　直ちに以下の処置を開始する．
  - できるだけ速やかに核酸アナログ (LAM) の投与を開始する．
  - 人工肝補助 (血漿交換，血液濾過透析) が速やかに開始できるよう準備する．
  - 全身管理，および感染，消化管出血など合併症予防の集学的治療を実施する．
  - 肝移植の適応を考慮する．

1. 劇症肝炎を疑った場合まずやるべきこと

　劇症肝炎（急性肝不全）は「正常肝ないし肝予備能が正常と考えられる肝に肝障害が生じ，初発症状出現から8週以内に，高度の肝機能障害に基づいてプロトロンビン時間が40％以下ないしINR値1.5以上を示すもの」と定義されている（表13）．現在の診断基準上，急性肝不全は，肝性脳症が認められない，ないしは昏睡度がⅠ度までの「非昏睡型」と，昏睡Ⅱ度以上の肝性脳症を呈する「昏睡型」とに分類されている．意識障害が見かけ上存在しない場合もあるため，**意識障害がないからといって油断してはいけない．急激に意識障害を生ずることもある．**

表13 急性肝不全の定義

- 正常肝ないし肝予備能が正常と考えられる肝に肝障害が生じ，初発症状出現から8週以内に，高度の肝機能障害に基づいてプロトロンビン時間が40%以下ないしは INR 値 1.5 以上を示すものを「急性肝不全」と診断する．
- 肝性脳症が認められない，ないしは昏睡度がⅠ度までの「非昏睡型」と，昏睡Ⅱ度以上の肝性脳症を呈する「昏睡型」に分類する．
- 「昏睡型急性肝不全」は初発症状出現から昏睡Ⅱ度以上の肝性脳症が出現するまでの期間が10日以内の「急性型」と，11日以降56日以内の「亜急性型」に分類する．

　HBV による劇症肝炎は，急性肝炎（急性感染）からの劇症化と，キャリアからの急性増悪に大別されるが，これらは病態・予後が異なっている（⇒**Q8**）ことから，急性感染なのかキャリアからの急性増悪なのかを鑑別することは重要である．

　ただし，HBs 抗原が陽性で，黄疸を伴う強い肝障害をきたしており，プロトロンビン時間が延長しているといったように HBV による劇症肝炎が疑われる場合には，急性肝炎なのかキャリアからの発症なのかにかかわらず，可能な限り速やかに核酸アナログによる治療を開始する．核酸アナログの抗ウイルス効果発現までには時間を要することから，上記の劇症肝炎の診断基準を満たすのを待って核酸アナログを投与するのでは遅く，劇症肝炎に進展する前に抗ウイルス治療を開始するべきである．プロトロンビン時間を頻回に測定し，急性感染の場合であればプロトロンビン時間が40%を下回る前に，急性感染よりも予後不良であるキャリアの急性増悪では60%を下回る前，あるいは総ビリルビン値が 5 mg/dL を超える前に核酸アナログを投与する．

　また，併行して人工肝補助，全身管理および合併症予防の集学的治療を実施する．さらに B 型劇症肝炎における内科的治療の予後は不良であることから，速やかに肝移植の適応を考慮する．

2．急性感染なのか，それともキャリアからの急性増悪なのか？

　肝炎発症前後の HBV マーカーを検討して急性感染なのかキャリア発症なのかを鑑別する．HBV マーカーとしては HBs 抗原，HBs 抗体，IgM-HBc 抗体，HBc 抗体，HBV DNA 量を測定する．HBe 抗原，HBe 抗体もしばしば測定されるが治療方針には無関係である．発症前に HBs 抗原が陰性であることがわかっており，加えて免疫抑制薬や抗がん薬の投与など，de novo 肝炎発症を疑う要素がなければ，急性感染と断定できる．

　このような情報がない場合には発症時の IgM-HBc 抗体価および HBc 抗体価を

参考にするが，両者の鑑別が困難である場合も多い．一般に急性感染では，IgM-HBc抗体が陽性で高力価であり，HBc抗体は低力価である．キャリアでは，IgM-HBc抗体は低力価，HBc抗体は高力価となる．現在 IgM-HBc 抗体は，主に CLIA 法で測定されており，急性感染とキャリアの急性増悪の鑑別の抗体価は 10.0 とされるが，例外も多い．また HBc 抗体も CLIA 法で測定されることが多くなっているが，以前の RIA 法または EIA 法の 200 倍希釈で鑑別する方法に比べ，両者の鑑別は困難である．

3. どのように治療する？

急性感染重症型ないし劇症肝炎，および無症候性を含むキャリアからの急性増悪に対して，現時点でエビデンスがあるのは LAM である．急性感染の場合プロトロンビン時間が 40％以下になる前に LAM の投与を開始する．LAM は HBs 抗原が陰性化した段階で中止する．一方，キャリアの急性増悪では予後が比較的不良であることから，プロトロンビン時間が 60％を下回る前，あるいは総ビリルビン値が 5 mg/dL を超える前に核酸アナログを投与することが推奨される．LAM の中止基準は慢性肝炎に準ずる．肝移植適応例においても核酸アナログ投与は肝移植後の HBV 再発予防に有効である．いずれの場合も LAM 長期投与が必要となる場合には耐性変異ウイルス出現を避けるため ETV ないし TAF に変更する．

慢性肝炎に対して第一選択薬となっている ETV や TDF については，急性肝炎重症型に対する使用には十分なエビデンスがないものの，急性肝不全の抑止効果が示唆されている．B 型慢性肝炎急性増悪例に対する ETV と LAM の効果を比較した報告では，ETV は LAM と比較して抗ウイルス効果に優れるものの，黄疸を遷延させる可能性が指摘されている（⇒Q25）．黄疸を伴うような急性肝障害においては，ETV 投与後にトランスアミナーゼが上昇することがあり，注意が必要である．ADV は抗ウイルス効果が弱く腎毒性があるため使用は推奨されない．

なお，日本ではキャリアからの発症例が多いことから，B 型劇症肝炎に対して IFN 治療が核酸アナログと併用して行われることがあるが，劇症肝炎における IFN 治療の有用性を明らかにしたエビデンスは少ない．IFN を投与する場合は，骨髄抑制など副作用を避けるため低用量で使用する，あるいは出血傾向を避けるために静注製剤である IFNβ を使用するなどの慎重な対応が必要である．キャリアからの発症の場合，持続する肝炎を速やかに鎮静化させる必要があり，抗ウイルス治療とともに副腎皮質ステロイド薬が用いられることがある．

ここが治療のカギ

1. 核酸アナログの抗ウイルス効果発現までには時間を要するため，HBV による劇症肝炎が疑われる場合には，上記の劇症肝炎の診断基準を満たすのを待って核酸アナログを投与するのでは遅い．急性肝炎なのかキャリアからの発症なのかにかかわらず，可能な限り速やかに核酸アナログによる治療を開始する．
2. 急性感染の場合であればプロトロンビン時間が 40％を下回る前に，急性感染よりも予後不良であるキャリアの急性増悪では 60％を下回る前，あるいは総ビリルビン値が 5 mg/dL を超える前に核酸アナログを投与する．
3. 急性肝炎かキャリアからの発症化を鑑別するには発症時の IgM-HBc 抗体価および HBc 抗体価を参考にするが，両者の鑑別が困難である場合も多い．
4. 核酸アナログとしては LAM が推奨される．ETV は LAM と比較して抗ウイルス効果に優れるものの，黄疸を遷延させる可能性がある．

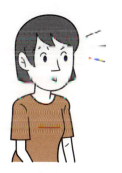
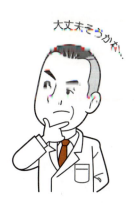

Ⓐ 治療介入のタイミング

Case 11

再活性化予防を他科から相談されたら

65歳の男性．1ヵ月前に行った健診で胸部X線写真上異常陰影を指摘され受診，CTその他で縦郭リンパ節および腹腔リンパ節の腫脹を認め，非ホジキンリンパ腫と診断され，リツキシマブを含む化学療法（R-CHOP）を開始することとなった．入院時の血液検査ではHBs抗原陰性だったが，化学療法を行うにあたりさらにHBc抗体，HBc抗体を検査したところいずれも陽性だった．ALT値は23 U/Lと正常．この段階で再活性化予防のためどうすればよいか消化器内科へ相談があった．

↪ さて，どのように返事をする？

- HBs抗原陰性だがHBs抗体陽性，HBc抗体陽性であり，HBV既往感染者と判断できる．このままリツキシマブを含む化学療法を行うとHBV再活性化により重症・劇症肝炎を発症するおそれがある．
- まずHBV DNA量を測定し陰性だったため，現段階での核酸アナログ予防投与は必要ないと判断，化学療法を開始した．
- その後，月1回のHBV DNA量のモニタリングを継続していたが，5ヵ月後それまでずっと陰性だったHBV DNAが「感度以下陽性」となった．7ヵ月後にはHBV DNAがさらに増加し，1.4 LogIU/mLとなったため，ETVの予防投与を開始した．

1. HBV再活性化

　HBs抗原陽性のHBVキャリア，あるいはHBs抗原陰性でHBs抗体・HBc抗体のいずれかあるいは両方が陽性の既往感染者では，宿主の免疫監視機構とHBV増殖とが平衡状態にあり，通常HBVが急激に増殖することはない．この状態で免疫抑制薬あるいはがん化学療法を行うと，宿主の免疫監視機構からの圧力が弱まり，HBVが急激に増殖して激しい肝炎を惹起し，重症肝炎ないし劇症肝炎を引き起こ

すことがある．HBV 再活性化によって起こる肝炎は治療抵抗性でしばしば致死的となるだけではなく，原疾患に対する治療も継続できなくなるため，免疫抑制薬あるいはがん化学療法を開始するにあたって HBV 再活性化のリスクを評価し，適切に対処して，再活性化を予防することが極めて重要である．ガイドラインには「免疫抑制・化学療法により発症する B 型肝炎対策ガイドライン」(⇒Q10) が掲載されており，この方針に沿って対処する．

2. その薬剤は再活性化のリスクがあるか？

　まず，これから使用しようとしている薬剤が HBV 再活性化のリスクがあるかどうかを確認する．ガイドラインおよび日本肝臓学会ホームページには添付文書上 HBV 再活性化について注意喚起のある薬剤のリストが記載されている（http://www.jsh.or.jp/medical/guidelines/jsh_guidlines/hepatitis_b）．薬剤は免疫抑制薬，副腎皮質ステロイド薬，抗がん薬，抗リウマチ薬に大別され，それぞれ一般名と商品名が掲載されている．このリストは毎年春にアップデートされているが，新規薬剤についてはリストにまだ掲載されていない場合もあるため，当該薬剤の添付文書あるいは医薬品医療機器総合機構（PMDA）による副作用情報（http://www.info.pmda.go.jp/fukusayou/ menu_fukusayou_attention.htmL）などを参考とする．

3. HBs 抗原が陽性→速やかに核酸アナログ投与

　使用する予定の薬剤に HBV 再活性化のリスクがあることが判明したら，まず HBs 抗原を確認する．通常 HBs 抗原は感染症のチェックとして入院時などに検査されていることが多く，結果はすでにカルテに記載されていると思われるが，結果を確認できない場合には曖昧にすることなく改めて検査する．

　HBs 抗原が陽性であった場合には HBV キャリアであり，HBV DNA 量など他の HBV マーカーを測定したうえで核酸アナログの投与を開始する．HBV DNA 量が多い HBs 抗原陽性例では核酸アナログ投与中であっても再活性化による劇症肝炎を発症し死亡した例が報告されており，免疫抑制・化学療法を開始する前に速やかに核酸アナログの投与を開始して，HBV DNA 量を低下させておくことが望ましい．核酸アナログ開始にあたって考慮すべきことは慢性肝炎の初回投与の場合と同じであり，製剤としては ETV，TDF，TAF が投与される．ただし，核酸アナログに対する医療費助成の対象となるのは「B 型肝炎ウイルスの増殖を伴い肝機能

の異常が確認されたB型慢性肝疾患」である．再活性化に対する予防投与では，ほとんどの患者はHBV DNA量が低値で肝機能（ALT値）が正常であり，通常医療費助成の対象として認定されることはない．免疫抑制薬・がん化学療法は長期にわたる場合も多く，核酸アナログの予防的服用は患者への負担が大きい．この点，2017年6月からはETVに比べて薬価がほぼ3分の1であるジェネリック薬が発売されており，ジェネリック薬であれば患者負担をある程度軽減することが可能である．

4. HBs抗原が陰性→次いでHBs抗体とHBc抗体測定

　一方，HBs抗原が陰性であった場合にはHBs抗体とHBc抗体とを測定する．いずれも陰性であればHBV既往感染の可能性もなく，通常どおりの治療を行ってよい．両方，あるいはいずれか一方が陽性であった場合，HBVワクチン接種歴が明らかな場合を除き既往感染者と判断する．既往感染者の多くはHBc抗体，HBs抗体いずれも陽性であるが，HBc抗体またはHBs抗体いずれかのみの単独陽性者も存在するため，必ず両者を測定すべきである．HBs抗体は，再活性化に抑止的に作用することもあるが，HBs抗体単独陽性例でも再活性化が起こりうる．ただし，HBs抗体価100 mIU/mL以上の場合，HBV再活性化のリスクは有意に低いと報告されている．

5. 既往感染者ではHBV DNA測定を

　既往感染者であることが判明した場合，続いてHBV DNA量を測定する（⇒Q17, ⇒Q18）．HBV DNA量が1.3 LogIU/mL以上であった場合，治療中再活性化のリスクがあると判断して，速やかに核酸アナログ投与を開始したうえで免疫抑制・化学療法を開始する．一方，1.3 LogIU/mL未満の陽性，あるいは検出感度未満（陰性）であった場合には核酸アナログの投与は行わないまま免疫抑制・化学療法を開始するとともに，再活性化が惹起されていないかどうかを早期に検出するため，1〜3ヵ月間隔でHBV DNA量のモニタリングを行う．モニタリング中にHBV DNA量が1.3 LogIU/mL以上に増加した場合核酸アナログ投与を開始する．

　厚生労働省研究班の調査では，既往感染者において，治療開始前のHBV DNA量（リアルタイムPCR法）が20 IU/mL（1.3 LogIU/mL）未満で増幅反応シグナルが検出された症例，および治療中のHBV DNAモニタリングで，20 IU/mL

（1.3 LogIU/mL）未満で増幅反応シグナルが検出されるようになった症例では，その後必ずしも HBV DNA 量の上昇がみられなかった例もあることから，HBV DNA 量が 20 IU/mL（1.3 LogIU/mL）以上になった時点で再活性化と診断し，核酸アナログの投与を開始するのが妥当と考えられる．

6. 治療内容によってモニタリングの方法を変える

HBs 抗原陽性の HBV キャリアの場合は治療の内容にかかわらず核酸アナログの予防投与が必要である．一方，HBs 抗原陰性の既往感染者の場合，免疫抑制・化学療法といっても，使用される薬剤や期間によって再活性化のリスクは異なる．したがって，既往感染者で投与開始時 HBV DNA 1.3 LogIU/mL 未満の陽性ないし陰性であり，核酸アナログの投与が不要と判断された患者に対するモニタリングの方法は，投与薬剤やレジメンによって変わってくる．

a) リツキシマブ，フルダラビンを用いる化学療法および臓器移植・造血幹細胞移植

再活性化のリスクが最も高い．治療中および治療終了後少なくとも 12 ヵ月の間，HBV DNA 量を毎月モニタリングする．造血幹細胞移植後の再活性化例では移植から HBs 抗原陽転化までの期間が中央値 19 ヵ月（6〜52 ヵ月）と長いため，移植後長期間のモニタリングが必要である．

b) 通常の化学療法および免疫作用を有する分子標的治療薬の併用

既往感染者からの HBV 再活性化の頻度は 1〜3% であり，低率ながらもリスクが存在する．HBV DNA 量のモニタリングは 1〜3 ヵ月ごとを目安とし，治療内容を考慮して間隔および期間を検討する．血液悪性疾患においては慎重な対応が望ましい．また，化学療法中に再活性化がみられた場合，免疫抑制作用のある抗がん薬の投与を直ちに中止するとかえって肝障害を悪化させてしまうことがあるため，対応を慎重に検討する．

c) 副腎皮質ステロイド薬を含む免疫抑制薬

リウマチ性疾患や膠原病などの自己免疫疾患などに対する免疫抑制薬は長期間にわたって使用されることが多く，この場合も HBV 再活性化のリスクがある．ただし，再活性化の時期は治療開始あるいは治療内容の変更・中止後 6 ヵ月以内であることがほとんどであるため，治療開始後および治療内容の変更・中止後少なくとも 6 ヵ月間は，月 1 回の HBV DNA 量のモニタリングを行う．6 ヵ月以降は 3 ヵ月ごとの HBV DNA 量測定を推奨するが，コストの高い HBV DNA 量測定を

長期間継続することの是非が議論されており，治療内容に応じて高感度HBs抗原測定（感度0.005 IU/mL）（⇒Q14）で代用することを考慮してもよい．高感度でないHBs抗原測定では代用できない．また，免疫抑制薬の場合も化学療法中に再活性化がみられた場合，直ちに薬剤を中止するのではなく，対応を慎重に検討する．

ここが治療のカギ

❶ まずこれから使用しようとしている薬剤がHBV再活性化のリスクがあるかどうかを確認，リスクがあればHBs抗原を確認・測定する．

❷ HBs抗原が陽性であった場合速やかに核酸アナログの投与を開始しHBV DNA量を低下させておく．

❸ HBs抗原が陰性であった場合にはHBs抗体とHBc抗体とを測定し，両方あるいはいずれか一方が陽性であった場合，HBVワクチン接種歴が明らかな場合を除き既往感染者と判断する．

❹ 続いてHBV DNA量を測定する．HBV DNA量が1.3 LogIU/mL以上であった場合，速やかに核酸アナログ投与を開始．1.3 LogIU/mL未満の陽性，あるいは検出感度未満（陰性）であった場合には1～3ヵ月間隔でHBV DNA量のモニタリングする．

❺ モニタリングの間隔・方法は使用する薬剤や期間によって変更可能．

B 治療中に考えるべきこと

Case 12

Peg-IFN の治療効果があまりみられないが…

28歳の男性．無症候性キャリアとして通院中に ALT 値が徐々に上昇してきた．1年程度無治療で経過をみていたが ALT の低下傾向がみられないため，Peg-IFN による 12 ヵ月間の抗ウイルス治療を開始した．治療開始時には ALT 値 62 U/L，HBe 抗原陽性，HBV DNA 量 4.3 LogIU/mL だったが，9 ヵ月間治療を行った現在では ALT 86 U/L，HBe 抗原陽性，HBV DNA 3.5 LogIU/mL であり，ALT はやや増加し，HBe 抗原・HBV DNA の陰性化もみられない．患者はあまり効果がないのであれば Peg-IFN の治療は続けたくないと言っている．

↪ 今後も Peg-IFN の治療は続けるべきか？

- Peg-IFN は投与終了後に治療効果がみられることがあるため，中途で治療を中止すべきではない．
- 予定どおり 12 ヵ月（48 週）の治療を完遂し，治療終了後 24～48 週時点で ALT 正常化，HBV DNA 量低下，HBe 抗原陰性化を指標として治療効果を判定する．

1. Peg-IFN の効果判定

　Peg-IFN の抗ウイルス効果は核酸アナログのように HBV 合成経路を直接抑制するのではなく，標的細胞膜上の I 型 IFN 受容体に結合することにより作用する．すなわち，I 型 IFNα が受容体に結合することによりチロシン型蛋白リン酸化酵素である JAK1 が活性化され，IFN 受容体の細胞内ドメインのチロシン残基のリン酸化を引き起こす結果，STAT1 のリン酸化および 2 量体形成が起こり，これが核内へと情報を伝達する．核内に情報が伝達されると，IFN 誘導遺伝子（IFN stimulated genes：ISGs）が誘導・増強される．ISGs は多種多様であり，種々の抗ウイルス遺伝子，免疫調節遺伝子が含まれ，これらの遺伝子が誘導され蛋白が発現することにより，抗ウイルス効果が発揮されると考えられている．

このため Peg-IFN の治療効果は投与開始後すぐに現れるのではなく，効果が発現されるまで時間がかかることがあり，さらに投与終了後になってはじめて治療効果がみられることがある．また，B 型慢性肝炎では IFN 治療中にしばしば ALT 値の上昇をきたす．これは IFN の免疫賦活作用によるものと理解されているが，このため Peg-IFN による ALT 値の正常化が治療中にはマスクされることもある．

したがって，Peg-IFN の投与中ないし投与終了時に治療効果を判定することはできない．投与中に ALT 低下や HBe 抗原セロコンバージョン，HBV DNA 量低下などの効果がみられないと思っても投与を中断すべきではなく，予定どおり治療を完遂すべきである．治療効果判定は治療終了後 24～48 週時点で，ALT 値，HBV DNA 量低下，HBs 抗原量低下，さらに HBe 抗原陽性例では HBe 抗原陰性化を指標として行う．治療開始基準である HBV DNA 3.3 LogIU/mL かつ ALT 値 30 U/L 以下，および HBe 抗原陽性例では HBe 抗原陰性化を達成できれば，治療効果良好と判断してよい．

2. Peg-IFN 治療で効果不良と判定されたら？

一方，Peg-IFN による治療を 48 週行い，治療終了から 24～48 週経過しても ALT 値や HBV DNA 量の低下がなく，肝炎の鎮静化が得られなかった症例では，長期寛解維持を目的として核酸アナログ（ETV，TDF，TAF）による治療を行う．また，Peg-IFN 治療により効果がみられたもののその後に肝炎の再燃をみた症例では，再度 Peg-IFN 治療を検討するが，IFN への忍容性に乏しい場合，IFN 治療を行ったにもかかわらず線維化の進展が明らかな場合には，核酸アナログ（ETV，TDF，TAF）による治療を行う．

> **ここが治療のカギ**

> ❶ Peg-IFN の投与中ないし投与終了時に治療効果を判定することはできない．投与中に ALT 低下や HBe 抗原セロコンバージョン，HBV DNA 量低下などの効果がみられないと思っても投与を中断すべきではなく，予定どおり治療を完遂すべきである．
> ❷ 治療終了後 24〜48 週時点で治療開始基準である HBV DNA 3.3 LogIU/mL かつ ALT 値 30 U/L 以下，および HBe 抗原陽性例では HBe 抗原陰性化を達成できれば，治療効果良好と判断してよい．
> ❸ 肝炎の鎮静化が得られなかった症例では，長期寛解維持を目的として核酸アナログ (ETV，TDF，TAF) による治療を行う．

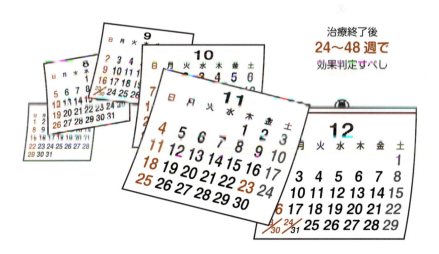

治療終了後
24〜48 週で
効果判定すべし

❽ 治療中に考えるべきこと

Case 13

LAM 単剤が効いている場合どうする？

> 53歳の男性．健診で肝酵素上昇を指摘され40歳時に初診，HBe抗原陽性慢性肝炎と診断され，LAMによる抗ウイルス治療を開始した．治療開始時にはALT 127 U/L，HBe抗原陽性，HBV DNA 6.7 LogIU/mLだったが，LAMの服用開始後ALTは速やかに正常化，HBe抗原・HBV DNAも陰性化した．現在ALT 21 U/L，HBe抗原陰性，HBV DNA量検出感度以下．

↪ このままLAMによる治療を続けてよいだろうか？

- LAM単剤治療の効果は良好と判断される．
- しかし，LAMは長期投与により耐性変異ウイルス出現の可能性が高いため，耐性変異ウイルス発現率が低く長期投与における安全性が高いETVあるいはTAFへ変更した．

1. LAM耐性変異ウイルス

　LAMは日本でのはじめての核酸アナログとして2000年に発売され，治療成績は良好であったが，長期投与による薬剤耐性が高率に生ずることが問題とされ，現在では第一選択薬と位置づけられていない．

　LAM耐性ウイルスでは，RNA依存性DNAポリメラーゼ領域内のYMDDモチーフと呼ばれるアミノ酸配列に変異がみられる．すなわち，YMDDモチーフ内のM（メチオニン）がV（バリン）やI（イソロイシン）に変異する（M204V/I）．その結果，ポリメラーゼの立体構造に変化が生じLAMの結合が低下して，効果が減弱する．上流にL180M変異が生じるとさらに耐性強度が増加する（⇒Q28）．

　LAM耐性ウイルスは投与開始後6～9ヵ月で出現し始め，治療の長期化とともに増加する．日本からの報告では，LAM耐性ウイルスの出現率は1年目13～15%，2年目25～32%，3年目29～45%，4年目51～60%，5年目63～65%，6年目70%であった．通常，LAM耐性ウイルスが出現してもその直後では血液検

査値の異常はみられないが，70〜80％以上の症例では出現後3〜4ヵ月からHBV DNA量の上昇およびALT値の上昇がみられ，時としてLAM投与前の肝炎よりも重症な肝炎を惹起することがあるため，厳重な注意が必要である．LAMとETVはいずれもヌクレオシド系薬であり，おおむね類似した耐性プロフィールを持つ(⇒Q28)．

2. LAM単剤治療で効果良好な場合

ここが判断のポイント！

LAM単剤投与を行っている場合には<u>たとえ治療効果が良好でHBV DNAが感度以下まで低下している場合でも，耐性変異ウイルス発現率が低く長期投与における安全性が高いETVあるいはTAFに変更する</u>．

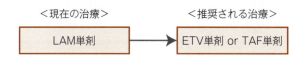

〈現在の治療〉　　　　　〈推奨される治療〉
LAM単剤　→　ETV単剤 or TAF単剤

ここが治療のカギ

❶ LAMは長期投与により耐性変異ウイルス出現の可能性が高いため，耐性変異ウイルス発現率が低いETVあるいはTAFへ変更する．

B 治療中に考えるべきこと

Case 14

LAM 単剤が効いていない場合どうする？

53歳の男性．健診で肝酵素上昇を指摘され40歳時に初診，HBe抗原陽性慢性肝炎と診断され，LAMによる抗ウイルス治療を開始した．治療開始時 ALT 127 U/L，HBe抗原陽性，HBV DNA 6.7 LogIU/mL だったが，LAMの服用開始後 ALT は速やかに正常化，HBe抗原・HBV DNA も陰性化した．しかし1年ほど前から ALT と HBV DNA が再上昇し，現在 ALT 57 U/L，HBe抗原陰性，HBV DNA 量 3.8 LogIU/mL．薬剤アドヒアランスは良好である．

このまま LAM による治療を続けてよいだろうか？

- LAM 単剤治療の効果は不良であり，核酸アナログの変更が必要である．
- 耐性プロフィールの似た ETV へ変更すると，ETV へも耐性を有するウイルスが出現する可能性があるため，異なる耐性プロフィールを持ち，かつ長期投与における安全性が高い TAF へ変更した．

1. LAM 単剤治療で効果不良な場合

ETV を LAM 耐性ウイルスに対して投与すると，ETV は LAM 耐性ウイルスに対する感受性が低いため，ETV 耐性を持ったウイルスが出現する可能性がある．したがって，<u>LAM 単剤投与で治療効果不良例に対して核酸アナログを変更する場合，交差耐性の観点からは ADV，TDF，TAF が有効であり，長期的な副作用の観点（⇒Q27）を加えると TAF が最も推奨される</u>．

ここが判断のポイント！

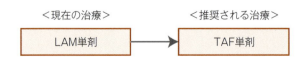

ここが治療のカギ

① ETV を LAM 耐性ウイルスに対して投与すると，ETV は LAM 耐性ウイルスに対する感受性が低いため，ETV 耐性を持ったウイルスが出現する可能性がある．

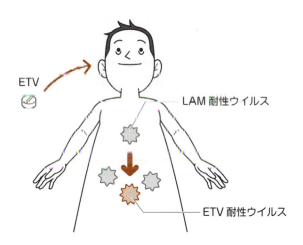

B 治療中に考えるべきこと

Case 15

ETV単剤が効いている場合どうする？

48歳の女性．全身倦怠感のため38歳時に初診，HBe抗原陽性慢性肝炎と診断され，ETVによる抗ウイルス治療を開始した．治療開始時にはALT 87 U/L，HBe抗原陽性，HBV DNA 5.7 LogIU/mLだったが，ETVの服用開始後ALTは速やかに正常化，HBe抗原・HBV DNAも陰性化した．現在，ALT 21 U/L，HBe抗原陰性，HBV DNA量検出感度以下．

↪ このままETVによる治療を続けてよいだろうか？

- ETV単剤治療の効果は良好と判断される．
- そのままETV単剤治療を継続した．

1. ETV耐性変異ウイルス

　ETVはLAMよりも耐性ウイルスの出現率が低い．ETVへの耐性はLAM耐性であるrtM204VとrtL180Mのアミノ酸変異の上に，rtT184，rtS202，rtM250のいずれかのアミノ酸変異が加わって生じるが，欧米からの核酸アナログ未治療例に対するETV治療の報告では，ETV耐性ウイルスは1年目に1例，96週目に1例認めたのみであり，うち1例はETV開始時すでにLAM耐性ウイルスが検出されていた．またほかの報告でも，ETV耐性ウイルスの出現率は1年目0.2%，2年目0.5%，3～5年目1.2%であった．このため，現在ETVはTDF，TAFとならび，核酸アナログを使用する場合の第一選択薬となっている．

2. ETV単剤治療で効果良好な場合

ここが判断のポイント！

　ETV単剤投与を行っており，治療効果が良好でHBV DNAが感度以下まで低下している場合には，ETV治療をそのまま継続する．HBV DNAの陰性化は治療開始から12ヵ月後の時点で判定するが，治療開始後12ヵ月時点でHBV DNAが陰性化

していなくとも，HBV DNA が減少傾向であればそのまま ETV 治療を継続する．

ここが治療のカギ

1. ETV 耐性ウイルスの出現率は 1 年目 0.2％，2 年目 0.5％，3〜5 年目 1.2％と報告されている．
2. 治療開始後 12 ヵ月時点で HBV DNA が陰性化していなくとも，HBV DNA が減少傾向であればそのまま ETV 治療を継続する．

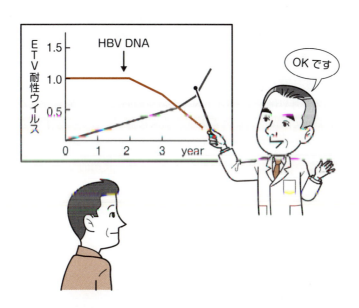

B 治療中に考えるべきこと

Case 16

ETV 単剤が効いていない場合どうする？

48歳の女性．全身倦怠感のため43歳時に初診，HBe抗原陽性慢性肝炎と診断され，ETVによる抗ウイルス治療を開始した．治療開始時にはALT 87 U/L，HBe抗原陽性，HBV DNA 5.7 LogIU/mLで，治療開始後ALT，HBV DNAともに徐々に低下したものの，ALTの基準値範囲内への低下やHBV DNAの陰性化はみられない．現在ALT 57 U/L，HBe抗原陰性，HBV DNA量 3.8 LogIU/mL．薬剤アドヒアランスは良好である．

↱ このまま ETV による治療を続けてよいだろうか？

- ETV単剤治療の効果は不良であり，核酸アナログの変更が必要である．
- 交差耐性がないTDF，TAFへの変更を検討する．国内臨床試験ではETV効果不良例に対するETV＋TDF併用，TAF単剤の有効性が示されているが，長期投与における安全性を考慮して，TAF単剤へ変更した．

1. ETV 単剤治療で効果不良な場合

治療開始12ヵ月以降でもHBV DNAが減少傾向になく，陰性化しない場合にはETV耐性ウイルス出現の可能性を考え，他の核酸アナログへ変更する．

ETV耐性ウイルスに対しては，LAMは交差耐性があるが，ADV，TDF，TAFは交差耐性がないためこれらの薬剤が有効であり，長期的な安全性も踏まえるとTAFへの変更が選択肢となる．ETV耐性を有する症例に対して，TDF 300 mgの単独療法とTDF 300 mgとETV 1 mgの併用療法に無作為割り付けした比較試験が韓国から報告され，48週時点でのHBV DNA陰性化率はTDF単独群で71％，TDF＋ETV併用群で73％と良好であった．また，TDFの国内第Ⅲ相試験ではETV単剤，あるいはETV＋ADV併用に対する効果不良例に対するETV＋TDF併用の有効性が示されている．しかし，<u>長期的な安全性の観点からは，TDF単剤ないしETV＋TDF併用よりもTAFが推奨される</u>．TAFの国内第Ⅲ相試験ではETV

ここが判断のポイント！

効果不良例に対する TAF 単剤の有効性が示されている．

```
   ＜現在の治療＞         ＜推奨される治療＞
     ETV 単剤        →        TAF 単剤
```

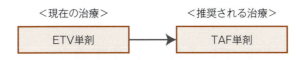

❶ 治療開始後 12 ヵ月時点で HBV DNA が減少傾向になく，陰性化しない場合は，ETV 耐性ウイルス出現の可能性を考え，他の核酸アナログに変更する．
❷ 長期的な安全性の観点から TAF 単剤治療が推奨される．

B 治療中に考えるべきこと

Case 17

TDF単剤が効いている場合どうする？

48歳の女性．人間ドックでHBs抗原陽性，肝機能異常を指摘され初診．HBe抗原陽性慢性肝炎と診断され，5年前からTDFの服用を開始した．治療開始時にはALT 157 U/L，HBe抗原陽性，HBV DNA 4.8 LogIU/mLだったが，TDFの服用開始後ALTは速やかに正常化，HBe抗原・HBV DNAも陰性化した．現在ALT 20 U/L，HBe抗原陰性，HBV DNA量検出感度以下．しかし治療開始時0.7 mg/dLであった血清クレアチニンが現在では1.3 mg/dLへ上昇していた．

↪ このままTDFによる治療を続けてよいだろうか？

- TDF単剤治療の効果は良好と判断される．
- TDFに対する耐性変異ウイルスが出現する可能性は低い．しかし，本例では腎機能が徐々に悪化しており，TDF長期投与のため腎機能障害が発現したものと考え，長期投与における安全性が高いTAFに変更した．

1. TDF耐性変異ウイルス

現在まで初回治療例に対するTDF長期投与例で耐性ウイルスが認められたという報告はない．ADV耐性であるrtA181V＋rtN236Tの変異が in vitro の実験でTDFの感受性を低下させると報告されたが，実際の臨床ではTDFの効果が示されている．また，国内外の報告から，TDFは従来の核酸アナログに抵抗性を示す症例，または無効例に対しても有効であることが示されており，この場合もTDF耐性ウイルスは出現していない．ただし最近になって，LAMおよびETV両剤耐性ウイルスに対してETV＋TDFを投与中にウイルス学的ブレイクスルーを起こした症例が報告された．

TAF第Ⅲ相国際試験において対照群としてTDFが432例（HBe抗原陽性292例，HBe抗原陰性140例）に48週間投与された．48週時にウイルス学的ブレイクスルーを認めた患者，および24週時以降に試験を中止し，中止時のHBV DNA量

が69 IU/mL以上であった患者を対象としてシークエンシング解析を行った．TDF群14例（3.2%）が解析対象となったが，2例以上で検出された多型性部位での置換はなく，TFV耐性変異は検出されなかった．

2. TDF単剤治療で効果良好な場合

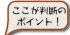

このように <u>TDF単剤治療による耐性変異ウイルス出現の可能性は低いため，そのまま治療を継続してもよい</u>．ただし長期投与に伴う安全性の観点から，TAF単剤治療への変更も選択肢である．治療開始12ヵ月後にHBV DNAが陰性化していなくとも低下傾向にあれば治療効果良好と判断する．

3. すでに腎機能障害，低P血症，骨減少症・骨粗鬆症を認める場合

治療効果良好であればTAF単剤治療へ切り替える．

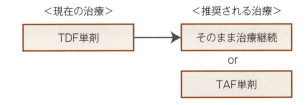

❶ TAF第Ⅲ相国際試験における対照群としてのTDF投与群では耐性変異は検出されなかった．
❷ ETV同様，治療開始12ヵ月後にHBV DNAが陰性化していなくとも低下傾向にあれば治療効果良好と判断する．
❸ TDF単剤治療で効果良好な場合でも，長期投与に伴う安全性の観点からTAF単剤治療への変更も選択肢とする．また，腎機能障害，低P血症，骨減少症・骨粗鬆症を認める場合にはTAF単剤治療へ切り替える．

Ⓑ 治療中に考えるべきこと

Case 18

TDF 単剤が効いていない場合どうする？

> 43歳の女性．人間ドックで HBs 抗原陽性，肝機能異常を指摘され初診．HBe 抗原陽性慢性肝炎と診断され，3年前から TDF の服用を開始した．治療開始時には ALT 157 U/L，HBe 抗原陽性，HBV DNA 4.8 LogIU/mL で，治療開始後 ALT，HBV DNA ともに徐々に低下したものの，ALT の基準値範囲内への低下や HBV DNA の陰性化はみられない．現在 ALT 47 U/L，HBe 抗原陰性，HBV DNA 量 3.3 LogIU/mL．薬剤アドヒアランスは良好である．

⤴ このまま TDF による治療を続けてよいだろうか？

- TDF 単剤治療の効果は不良であり，核酸アナログの変更が必要である．
- 臨床試験によるエビデンスは存在しないものの，ETV は TDF と耐性プロフィールが異なり，TDF 耐性ウイルスにも有効であることが期待できるため，ETV 単剤へ変更した．

1. TDF 単剤治療で効果不良な場合　　＜ここが判断のポイント！＞

TDF 単剤投与に対する治療効果不良例では交差耐性のない ETV 単剤へ変更する．しかしその有効性を検証した臨床試験は存在しないためエビデンスはない．ETV への変更ではなく，TDF に ETV を追加する選択肢もあるが，この場合は長期的な副作用出現の可能性を考慮し，ETV ＋ TDF ではなく ETV ＋ TAF 併用治療への変更が推奨される．

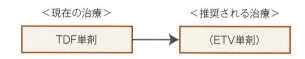

＜現在の治療＞　　　　　　＜推奨される治療＞
TDF 単剤　→　（ETV 単剤）

2. すでに腎機能障害，低P血症，骨減少症・骨粗鬆症を認める場合
治療効果不良であればETV単剤治療へ切り替える．

> **ここが治療のカギ**
>
> ❶ TDF単剤投与に対する治療効果不良例では交差耐性のないETV単剤へ変更する．

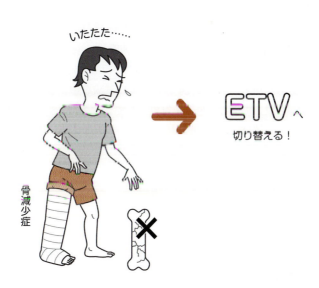

Ⓑ 治療中に考えるべきこと

Case 19

TAF 単剤が効いている場合どうする？

> 52歳の男性．他科受診時に HBs 抗原陽性であることを指摘され消化器内科へ紹介．ALT 52 U/L，HBe 抗原陰性，HBV DNA 量 3.5 LogIU/mL であり，1年前から TAF の服用を開始した．治療開始後 ALT，HBV DNA ともに順調に低下し，現在 ALT 20 U/L，HBe 抗原陰性，HBV DNA 量検出感度以下．

⤴ **このまま TAF による治療を続けてよいだろうか？**
- TAF 単剤治療の効果は良好と判断される．
- そのまま TAF 単剤治療を継続した．

1. TAF 耐性変異ウイルス

　TDF 同様，現在まで初回治療例に対する TAF 投与例で耐性ウイルスが認められたという報告はない．TAF 第Ⅲ相国際試験では，対照群の TDF 群同様 TAF 群（HBe 抗原陽性 581 例，HBe 抗原陰性 285 例）でも 48 週時にウイルス学的ブレイクスルーを認めた患者，および 24 週時以降に試験を中止し，中止時の HBV DNA 量が 69 IU/mL 以上であった患者を対象としてシークエンシング解析を行い，24 例が解析対象となったが，TDF 群同様 TAF 群でも TFV 耐性変異は検出されなかった．

2. TAF 単剤治療で効果良好な場合

ここが判断のポイント！

　<u>TAF 単剤治療による耐性変異ウイルス出現の可能性は低く，長期投与における安全性も高いため，そのまま TAF 単剤治療を継続する</u>．治療開始 12 ヵ月後に HBV DNA が陰性化していなくとも低下傾向にあれば治療効果良好と判断し，TAF 単剤治療を継続する．

> **ここが治療のカギ**
>
> ❶ TAF 第Ⅲ相国際試験での TAF 投与群では耐性変異は検出されていない．
> ❷ TAF 単剤治療による耐性変異ウイルス出現の可能性は低く，長期投与における安全性も高い．

❸ 治療中に考えるべきこと

Case 20

TAF単剤が効いていない場合どうする？

> 52歳の男性．他科受診時にHBs抗原陽性であることを指摘され消化器内科へ紹介．ALT 92 U/L，HBe抗原陰性，HBV DNA量6.5 LogIU/mLであり，12ヵ月前からTAFの服用を開始した．治療開始後ALT，HBV DNAともに低下傾向にあるものの，ALTの基準値範囲内への低下やHBV DNAの陰性化はみられない．現在，ALT 37 U/L，HBe抗原陰性，HBV DNA量3.3 LogIU/mL．薬剤アドヒアランスは良好である．

⤴ このままTAFによる治療を続けてよいだろうか？

- 投与開始12ヵ月の時点でHBV DNAは陰性化していないものの，低下傾向にある．
- 治療効果良好と判断し，そのままTAF単剤治療を継続した．

1. TAF単剤治療で効果不良な場合

ここが判断のポイント！

　TAFの場合，薬剤耐性変異のリスクが低いため，投与開始から12ヵ月の時点でHBV DNAが陰性化していなくとも低下傾向にあれば，そのまま投与を継続する．
　低下傾向にはなく，効果不良と判断される場合にはTDFの効果不良例同様，交差耐性のないETVへの変更，あるいはETVの追加が推奨される．ただし，有効性についてのエビデンスはない．

ここが治療のカギ🔑

❶ TAF単剤治療の場合，治療開始12ヵ月後にHBV DNAが陰性化していなくとも低下傾向にあれば治療効果良好と判断する．

B 治療中に考えるべきこと

Case 21

LAM＋ADV 併用が効いている場合どうする？

53歳の女性．15年前に健診で肝機能障害を指摘され初診，HBe 抗原陰性慢性肝炎と診断され LAM の服用を開始した．いったん ALT は正常化し HBV DNA も陰性化したが，13年前に ALT が再上昇，HBV DNA が陽性となったため LAM 耐性ウイルスが出現したものと判断，ADV を併用し再度 ALT 正常化，HBV DNA 陰性化が得られた．その後 LAM＋ADF 併用治療を継続しており，現在 ALT 20 U/L，HBe 抗原陰性，HBV DNA 量検出感度以下．しかしここ数年 eGFR が緩徐に低下しており，現時点で 45.6 mL/分/1.73m² であった．

このまま LAM＋ADF 併用治療を続けてよいだろうか？

- LAM＋ADV 併用治療の効果は良好と判断される．
- しかし，ADF による腎機能低下がみられるため，LAM は耐性変異ウイルス出現の可能性が低い ETV へ，また ADV は長期投与における安全性が高い TAF へとそれぞれ変更し，ETV＋TAF 併用治療とした（ただし臨床試験によるエビデンスはない）．

1. ADV，および ADV 耐性変異ウイルス

日本では 2000 年に最初の核酸アナログとして LAM が発売されたが，その後多数の症例において LAM 耐性ウイルスが出現した．ADV は第 2 の核酸アナログとして 2004 年に発売され，LAM 耐性ウイルス出現例に対して LAM＋ADV 併用治療として使用されており，現在までこのレジメンによる治療が行われている症例も少なからず存在する．

ADV の重要な副作用は腎機能障害と低 P 血症である．日本からの報告では，平均 38 ヵ月の投与によって 38％の症例でクレアチニンが上昇し，11％の症例で 1.4 mg/dL 以上となった．クレアチニン上昇に関係する因子は，高齢，長期投与であった．また，低 P 血症（＜2.0 または＜2.5 mg/mL）は，3〜16％の症例で認め

られ，これらの症例の多くではクレアチニンの上昇もみられる．さらに Fanconi 症候群の発症も報告されており，長期投与に伴う安全性に問題がある．

　ADV 耐性変異には，HBV ポリメラーゼ逆転写酵素（reverse transcriptase：rt）領域の rtA181T/V，rtI233V，rtN236T が報告されている．このうち rtN236T の変異は，LAM および ETV には感受性を認めるが，rtA181T/V の変異は LAM 感受性が低いことが，*in vitro*，*in vivo* において示されている．ADV は LAM 耐性ウイルスに対する長期的効果が良好である．LAM を ADV に切り替えるよりも，LAM と ADV との併用のほうがより高い抗ウイルス効果が得られるため，上記のように LAM＋ADV 併用治療が広く行われてきた．

2. LAM＋ADV 併用治療で効果良好な場合

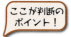

　現在 LAM＋ADV 併用治療を行っており，治療効果が良好で HBV DNA が感度以下まで低下している場合には，そのまま治療を継続してもよいが，腎機能障害や低 P 血症など長期的な副作用出現の可能性を念頭に置き，薬剤の変更を検討してもよい．LAM と ETV，ADV と TAF とが耐性プロフィールが類似していること，長期的な安全性の観点からは TDF よりも TAF が優れていることを考えると，ETV＋TAF 併用治療への変更が望ましい．ただし，TAF の国内第Ⅲ相試験では ETV＋TAF 併用治療は行われておらず，エビデンスはない．

3. すでに腎機能障害，低 P 血症を認める場合

　ADV，TDF はさらに腎機能障害や低 P 血症を悪化させるおそれがあるため，治療効果良好・不良にかかわらず ETV＋TAF 併用治療へ変更する．

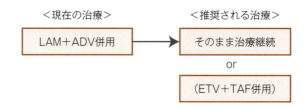

> **ここが治療のカギ**
>
> ❶ ADVの重要な副作用は腎機能障害と低P血症である．
> ❷ 長期的な副作用発現の可能性を念頭に置き，ADFをTAFに変更してもよい．すでに腎機能障害・低P血症がみられる場合にはTAFへ変更する．

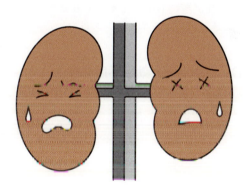

Ⓑ 治療中に考えるべきこと

Case 22

LAM＋ADV併用が効いていない場合どうする？

53歳の女性．15年前に健診で肝機能障害を指摘され初診，HBe抗原陰性慢性肝炎と診断されLAMの服用を開始した．いったんALTは正常化しHBV DNAも陰性化したが，13年前にALTが再上昇，HBV DNAが陽性となったためLAM耐性ウイルスが出現したものと判断，ADVを併用し再度ALT正常化，HBV DNA陰性化が得られた．その後，LAM＋ADF併用治療を継続しているが，この1年ほど再度ALT上昇とHBV DNA量の増加がみられる．現在，ALT 68 U/L，HBe抗原陰性，HBV DNA量3.6 LogIU/mL．

↪ このままLAM＋ADF併用治療を続けてよいだろうか？

- LAM＋ADV併用治療の効果は不良と判断される．
- LAMは耐性変異ウイルス出現の可能性が低いETVへ，またADVは長期投与における安全性が高いTAFへとそれぞれ変更し，ETV＋TAF併用治療とした（ただし臨床試験によるエビデンスはない）．

1. LAM＋ADV併用治療で効果不良な場合

　LAM＋ADV併用治療を長期間行っていながらHBV DNAが陰性化していない場合には治療効果が不良であり，核酸アナログの変更が必要である．ADVとTDFには交差耐性があり，ETV耐性例に対するTDFを含むレジメンの海外臨床試験において，ADV既治療例では抗ウイルス効果が減弱したことから，TDF単剤投与ではなくETV＋TDF併用のほうが有効性は高い．TAFの効果はTDFと同等であることが示されているため，<u>臨床試験のエビデンスはないが，TAFも単剤投与ではなくETV＋TAF併用療法を推奨する．また，長期的な安全性の観点からもETV＋TAF併用が望ましい</u>．

ここが判断のポイント！

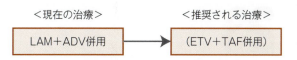

<現在の治療>　　　　　　<推奨される治療>
LAM＋ADV併用　　→　　（ETV＋TAF併用）

ここが治療のカギ

❶ 耐性変異出現の観点から LAM を ETV へ，長期的安全性の観点から ADV を TAF へ，それぞれ変更する．ただし臨床試験のエビデンスはない．

❸ 治療中に考えるべきこと

Case 23

その他の併用治療はどうする？

58歳の女性．15年前に健診で肝機能障害を指摘され初診，HBe抗原陰性慢性肝炎と診断されLAMの服用を開始した．いったんALTは正常化しHBV DNAも陰性化したが，13年前にALTが再上昇，HBV DNAが陽性となったためLAM耐性ウイルスが出現したものと判断，ADVを併用し再度ALT正常化，HBV DNA陰性化が得られた．しかし，その後再度ALT上昇，HBV DNA量増加がみられたため，ADFをTDFに切り替えLAM＋TDF併用とし，これが奏効して現在ALT 20 U/L，HBe抗原陰性，HBV DNA量検出感度以下．腎機能の悪化もない．

 このままLAM＋TDF併用治療を続けてよいだろうか？

- LAM＋TDF併用治療の効果は良好と判断される．
- しかし，LAMは耐性変異ウイルス出現の可能性からETVへ，またTDFは長期投与における安全性の観点からTAFへ変更し，ETV＋TAF併用治療とした．

1. LAM＋ADV以外の併用治療：LAM＋TDF，ETV＋ADV，ETV＋TDF

日本ではLAM耐性ウイルスに対してLAM＋ADV併用治療が行われ，またTDFの核酸アナログ治療効果不良例に対する臨床試験も併用レジメン（LAM＋ADV併用に対してはLAM＋TDF併用，ETV単剤ないしETV＋ADV併用に対してはETV＋TDF併用）で行われたため，核酸アナログは現在様々な組み合わせで投与されている．LAM＋ADV併用以外の組み合わせとして，現時点で想定されるのはLAM＋TDF，ETV＋ADV，ETV＋TDFであろう．

このような併用治療例においても，まず投与開始から12ヵ月以降におけるHBV DNAの陰性化が達成化されているか否かによって治療効果を判定する．治療効果

良好の場合には，耐性変異ウイルス出現や長期投与における安全性の観点から薬剤変更を考慮する．治療効果不良の場合には単剤での治療効果はエビデンスに乏しく，薬剤の組み合わせを変えた併用によって治療を行う．

2. 治療効果良好な場合

そのまま治療を継続してもよいが，使用している核酸アナログのうち，LAM は耐性変異ウイルス出現の観点から，TDF は長期投与における安全性の観点から，それぞれ ETV，TAF に変更することも選択肢である．すなわち，それまでの組み合わせが LAM＋TDF，ETV＋ADV，ETV＋TDF のいずれであっても，ETV＋TAF へ変更する．

> ここが判断のポイント！

3. 治療効果不良な場合

a) LAM＋TDF

LAM を ADV に変更することは推奨されず，LAM を ETV に変更し，さらに長期投与における安全性を考慮して TDF を TAF に変更し，ETV＋TAF 併用治療とする．ただし LAM＋TDF 治療効果不良例に対する ETV＋TAF の臨床試験は行われていない．

b) ETV＋ADV

TDF の国内臨床試験により ETV＋TDF の有効性が示されているため ETV＋TDF へ変更する．ADV と TDF には交差耐性があることから TDF 単剤治療は推奨しない．またここでも，エビデンスはないものの TDF を TAF に変更した ETV＋TAF も選択肢となる．

c) ETV＋TDF

現時点では明らかに有効性が示された代替治療はない．このまま ETV＋TDF を継続するか，あるいは有効性ではなく安全性の観点から ETV＋TAF に変更する．

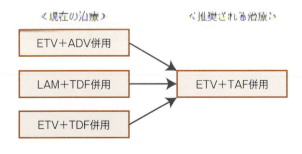

4. すでに腎機能障害，低 P 血症を認める場合

　TDF ではさらに腎機能障害や低 P 血症を悪化させるおそれがあるため，治療効果良好・不良にかかわらず ETV＋TAF 併用治療へ変更する．

> **ここが治療のカギ**
>
> ❶ 現在日本では，LAM＋ADV 併用以外の組み合わせとして LAM＋TDF，ETV＋ADV，ETV＋TDF が想定される．
> ❷ 治療効果良好の場合，そのまま治療を継続してもよいが，LAM は耐性変異ウイルス出現の観点から，TDF は長期投与における安全性の観点から，それぞれ ETV，TAF に変更する．
> ❸ 治療効果不良の場合でもおおむね ETV＋TAF への変更が推奨される．

C 特殊なケース

Case 24

非代償性肝硬変！　核酸アナログはもう使えない？

> 58歳の男性．腹部膨満のため受診した．今まで医療機関を受診したことはない．ALT 22 U/L，アルブミン 3.2 g/dL，総ビリルビン 2.1 mg/dL，HBs抗原陽性，HBe抗原陰性．HBV DNA 2.5 LogIU/mL．腹部エコー検査では肝硬変，脾腫，および中等量の腹水貯留を認める．上部消化管内視鏡検査では著明な食道静脈瘤がみられ，腹水に対して利尿薬投与を行いつつ，内視鏡的食道静脈瘤硬化療法を行うこととした．

↪ さて，このような状態でHBVに対する抗ウイルス治療は行ってよいのか？

- 非代償性肝硬変であるが，核酸アナログ投与により肝予備能の改善が期待できる．
- 国内でも非代償性肝硬変に対する使用経験が蓄積され，安全性が高いETVが推奨されるため，乳酸アシドーシスに注意しつつ，腹水・食道静脈瘤に対する治療と併行してETVを開始することとした．

（処方例）
バラクルード（0.5mg）1錠　分1（空腹時）

1. 抗ウイルス治療を行うべきか？

腹水貯留や胃・食道静脈瘤からの出血，肝性脳症など，HBVに起因する非代償性肝硬変症例であっても，当面の症状に対する治療を行いながら核酸アナログによる治療を開始する．非代償性肝硬変の場合トランスアミナーゼの上昇は軽微であることが多いが，核酸アナログで治療を行いトランスアミナーゼを正常化させ，HBV DNA量を低下させると，ビリルビン値，アルブミン値，プロトロンビン時間など肝予備能の指標の改善が期待できる．治療目標は肝機能改善による肝不全か

らの離脱である．

2. 抗ウイルス薬の選択は？

　非代償性肝硬変に対するLAM治療の肝機能改善効果に関する報告は多いが，LAMは長期投与に伴い耐性変異ウイルス出現のリスクが高く推奨できない．一方，海外からではあるが，ETVを非代償性肝硬変に投与し肝予備能が改善したとする報告がみられる．非代償性肝硬変70例にETVを投与した報告では，1年間の治療効果はHBV DNA陰性化89％，HBe抗原セロコンバージョン22％，ALT正常化76％と代償性肝硬変と同程度であり，アルブミン値が2.8g/dLから3.2g/dLに上昇，総ビリルビン値が3.0mg/dLから1.9mg/dLに低下，プロトロンビン時間が16.3秒から13.9秒に改善した．結果として，1年間の治療で49％の症例でChild Pughスコアが2点以上改善し，治療前平均値8.1±1.7が6.6±2.4まで低下し，66％の症例がChild Pugh Aとなった．同様にMELDスコアも11.1±3.8から8.8±2.3に低下したと報告されている（図7）．もうひとつ，191例の非代償性肝硬変をETVとADVに無作為に割り付け96週間の治療効果を比較した試験では，HBV DNA陰性化率はETVのほうが高率で（57％ vs. 20％），両群とも2/3の症例でChild Pughスコアの改善ないしは維持が得られた．現在，HBVキャリアに対す

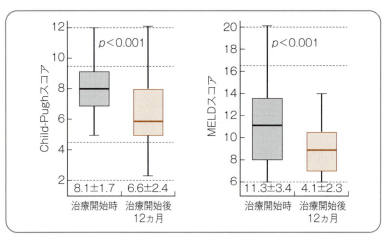

図7　非代償性肝硬変症例に対するETV投与前後のChild-Pughスコア，およびMELDスコアの変化

(Shim JH, et al. J Hepatol 2010; 52: 176-182より引用)

る第一選択薬となっているETV，TDF，TAFは，いずれも添付文書上，非代償性肝硬変に対しては「国内での使用経験がない」として慎重投与となっている．しかし，ETVは発売から10年が経過し，上記の海外からのエビデンスに加え国内からも症例報告レベルではあるが使用経験が蓄積され，同様の肝予備能改善効果が認められていることから，非代償性肝硬変ではETVが推奨される．ただし，中止すると肝炎の再燃をきたし，肝予備能の低下している非代償性肝硬変では致命的になるおそれもあるため，ETV投与は中止せず，生涯にわたる治療継続が推奨される．

3. 治療にあたっての注意は？

　非代償性肝硬変に対してETV投与を行った報告では，1年生存率は87%，6ヵ月生存率は88%などとされている．すなわち，核酸アナログ治療の効果が十分に発現する前，投与開始から3〜6ヵ月の間に肝不全死する症例がある．このような症例の救命には肝移植が必要であることを十分に認識する必要がある．また，MELDスコア20以上の非代償性肝硬変において，ETV治療で乳酸アシドーシスを発症した5例の報告があり，うち1例は死亡している．したがって，非代償性肝硬変の治療においては乳酸アシドーシスの発現に対して注意深い経過観察が必要である．これらについて患者に十分説明しておく．

ここが治療のカギ

1. ETVは発売から10年が経過し，上記の海外からのエビデンスに加え国内からも症例報告レベルではあるが使用経験が蓄積され，同様の肝予備能改善効果が認められている．生涯にわたる治療継続が必要である．
2. 治療の効果が十分に発現する前，投与開始から3〜6ヵ月の間に肝不全死する可能性がある．
3. 非代償性肝硬変において，ETV治療で乳酸アシドーシスを発症した報告がある．

C 特殊なケース

Case 25

核酸アナログ治療で発癌リスクは本当に減る？ゼロになる？

> 63歳の男性．10年前に吐血のため受診．上部消化管内視鏡検査で食道静脈瘤破裂による吐血と診断，内視鏡的治療を行った．ALT値22U/L, HBs抗原陽性，HBe抗原陰性，HBV DNA 2.3 LogIU/mLであり，腹部エコー・CTでは肝硬変の像で，HBe抗原陰性肝硬変と診断しETVを開始した．これによりHBV DNAは陰性化し，肝予備能は回復してアルブミン値・ビリルビン値も基準値範囲内となった．
> 画像検査により定期的な肝癌サーベイランスを行っていたが，1ヵ月前の腹部超音波検査で肝S8に22 mmの肝細胞癌を認めた．AFP, PIVKA-Ⅱいずれも基準値範囲内であった．

⤴ 肝細胞癌ができたということは，核酸アナログが効いていなかったということだろうか？

- 核酸アナログ治療により発癌リスクは低下する．しかし，ALT値が正常化し，HBV DNA量が陰性化しても，さらにはHBs抗原が消失しても発癌リスクはゼロにはならない．個々の症例の肝線維化，年齢などに応じた肝細胞癌サーベイランスを継続する．
- 発癌後も核酸アナログ治療を継続する．

1. 核酸アナログ治療により発癌リスクは低下する

　HBVキャリアにおける肝発癌リスク因子としては，ウイルス側因子としてHBV DNA量，HBV DNA低値の症例におけるHBs抗原量が，宿主側の因子としては，肝線維化進展（肝硬変）例，年齢（40歳以上），肝細胞癌の家族歴あり，などがあげられている（⇒Q6）．核酸アナログ治療によってHBV DNA量を低下させることにより，肝発癌リスクは低下する．年齢，性別，肝線維化，家族歴，アルブミン値，

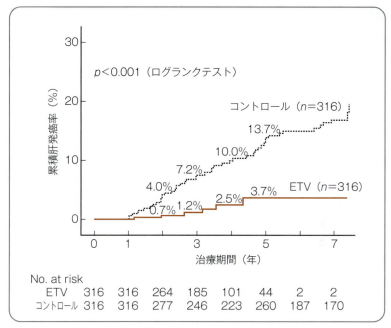

図8　ETV 治療による無治療群と比べた発癌リスクの低下
(Hosaka T, et al. Hepatology 2013; 58: 98-107 より引用)

　血小板数をマッチさせた国内多施設共同による症例対照研究では，377 例の LAM 治療例の発癌率が年率 0.4％だったのに対し，臨床背景をマッチさせた対照群では年率 2.5％であり，LAM 治療は発癌を抑制していた．HBe 抗原陽性慢性肝炎の LAM 治療 142 例と非治療 124 例の比較でも，発癌は有意に抑制された（0.7％ vs. 2.4％）．また，LAM 耐性変異ウイルスが出現した症例に対して ADV 治療を追加した場合でもやはり発癌抑止効果が示されている．現在第一選択薬となっている ETV，TDF，TAF については，発売から日の浅い TDF，TAF については検討されていないものの，ETV 治療の発癌に対する効果はプロペンシティースコアで臨床背景をマッチさせた国内でのコホート研究で検討されており，5 年発癌率が無治療対照群の 13.7％に対して ETV では 3.7％と有意に減少すること，ETV 投与により発癌リスク比が 0.37 と抑制されること，肝硬変においても発癌が減少することが示された（図8）．また，最近のコホート研究では，肝硬変症例において，ETV 投与群では historical control 群に比べて 5 年発癌率がリスク比 0.55 と低下していることが報告された．

2. 核酸アナログ治療でも発癌リスクは消失しない

しかし，発癌リスクは低下するもののゼロになるわけではなく，ここで提示した症例のように，腫瘍マーカーも基準値範囲内のまま突然発癌する症例がある．核酸アナログ治療によってALT値正常化，HBe抗原陰性化が得られ，血中HBV DNA量が感度以下となって治療における短期目標が達成された症例でも肝発癌が起こる．個々の患者のHBV DNA量以外の肝発癌リスク，すなわちHBs抗原量や年齢，肝線維化や血小板減少，さらに家族歴，飲酒などの有無に応じて，適宜画像検査を行い肝発癌サーベイランスを行う必要がある．また，核酸アナログ治療によってHBs抗原が陰性化し，長期目標が達成された患者であればさらに発癌リスクは低下するが，しかし，HBVゲノムは宿主DNAに組み込まれており，肝発癌リスクは依然残存することも認識すべきである．

※ここが判断のポイント！

3. 肝発癌後も核酸アナログによる治療を継続する

肝細胞癌が発生した症例は当然のことながらその後も発癌リスクが高いと考えるべきである．短期目標だけが達成されている場合はもちろん，HBs抗原も消失し長期目標が達成されている場合でも，肝細胞癌の治療後核酸アナログは継続し，中止すべきではない．

ここが治療のカギ

1. LAM，ETV治療による肝発癌抑制効果が示されている．
2. 核酸アナログ治療によって，ALT値正常化，HBe抗原陰性化が得られ，血中HBV DNA量が感度以下となって治療における短期目標が達成された症例でも肝発癌が起こる．
3. 個々の患者のHBV DNA量以外の肝発癌リスク，すなわちHBs抗原量や年齢，肝線維化や血小板減少，さらに家族歴，飲酒などの有無に応じて，適宜画像検査を行い肝発癌サーベイランスを行う．

C 特殊なケース

Case 26

「核酸アナログ治療をやめたい！」と言われたら

> 38歳の女性．1年9ヵ月前に黄疸のため受診，HBe抗原陽性慢性肝炎の急性増悪と診断され，フィブロスキャンである程度進行した肝線維化の存在が疑われたため，TDFを開始した．治療開始時HBs抗原陽性，HBe抗原陽性，HBV DNA量 6.5 LogIU/mL，ゲノタイプBであったが，現在HBe抗原・HBV DNAはいずれも陰性化し，ALT 22 U/L．HBs抗原価 >2,000 IU/mL，HBコア抗原価 4.0 LogU/mL．治療効果は良好であるが，患者は核酸アナログを中止したいという希望が強く，受診のたびに薬をやめたいと訴える．

➡ **この患者の希望を聞き入れ，核酸アナログを中止してよいだろうか？**

- 原則として，HBs抗原陰性化という長期目標を達成しないまま，核酸アナログ治療はやめるべきではない．
  - CASEでは核酸アナログを中止するための治療上の必要条件のうち，「HBV DNAの陰性化」，「HBe抗原の陰性化」は得られているものの，「治療期間2年以上」は満たしていない．
  - また，HBs抗原価とHBコア抗原価から推定される核酸アナログ治療中止後の再燃リスクスコアは4点で，中止成功の可能性は10～20％と推定される．
- 患者に対して，患者背景としての必要条件（中止後肝炎再燃のリスク，経過観察の必要性，良好な肝予備能），さらに上記の内容を十分に説明する．

1. 原則として核酸アナログは中止すべきでない

　HBVキャリアに対する核酸アナログ治療の長期目標はHBs抗原の陰性化であり，原則として核酸アナログは長期目標を達成しないまま中止すべきではない．他疾患に罹患し入院・手術などが必要となった場合も核酸アナログ治療は継続す

る．経口摂取不能となった場合でも経管的に投与する．また，ETV や TAF は胎児への催奇形性が否定できないが，ETV や TAF を服用中の症例において妊娠を希望した場合，妊娠が判明した場合にも核酸アナログを中止するのではなく比較的安全とされる TDF に変更する．

したがって，治療上の目標を達成しないまま核酸アナログを中止するのは医療経済上その他の理由により患者が強く希望した場合にほぼ限定される．この場合にも，HBs 抗原と HB コア抗原を用いて個々の患者における中止後の再燃リスクを評価し，患者に十分説明したうえで中止する必要がある．HB コア関連抗原は核酸アナログ治療中も cccDNA と有意な正の相関を示すことが報告されている．厚生労働省研究班により治療中止のための必要条件，および中止後の再燃リスクが示されている（⇒Q29）．

> ここが判断のポイント！

2. 核酸アナログ治療を中止するための必要条件（患者背景）

核酸アナログを中止するためには，まず患者背景として，最低限以下の条件を満たすことが必要である．

a) 核酸アナログ治療中止後には肝炎再燃が高頻度にみられ，時に重症化する危険性があることを主治医，患者ともに十分理解している

特に患者の側が十分理解していることが医療安全の側面からも重要である．患者に説明した内容，それに対して患者が答えた内容をカルテに明確に記載しておく．

b) 中止後の経過観察が可能であり，再燃しても適切な対処が可能である

核酸アナログの投与中は通常肝炎は鎮静化しており，おおむね 3 ヵ月毎の来院で十分な場合が多いが，中止後は肝炎再燃のリスクがあるため頻回の通院・血液検査が必要である．また，もし再燃した場合重症化し入院が必要となる可能性もあることも説明し，了解を得ておく．これもカルテに記載する．

c) 肝線維化が軽度で肝予備能が良好であり，肝炎が再燃した場合でも重症化しにくい症例である

肝炎の再燃によってある程度肝予備能が低下することは避けられない．肝線維化が軽度で肝予備能が保たれている症例であれば問題はないが，代償性肝硬変など肝予備能が低下している症例では肝予備能の低下によって肝不全に陥ってしまうリスクがある．肝硬変では核酸アナログを中止せず，生涯にわたって治療を継続するべきである．

3. 核酸アナログ治療を中止するための必要条件（核酸アナログ治療上）

また，核酸アナログ治療においては以下の3項目を満たしていることが必要であり，このうち1つでも満たしていない場合には再燃のリスクが高い．

- 核酸アナログ治療開始後2年以上経過
- 中止時血中 HBV DNA（リアルタイム PCR 法）が検出感度以下
- 中止時血中 HBe 抗原が陰性

4. 核酸アナログ治療中止後の再燃リスク

核酸アナログの抗ウイルス効果は HBV DNA への逆転写を阻害することで発揮されるが，肝細胞の核内に存在する cccDNA を消失させることができないため，血中 HBV DNA が陰性化しても核酸アナログ治療中止後にはこの cccDNA が鋳型となり，ウイルス複製が再開して肝炎が再燃する．したがって，血中 HBV DNA の陰性化のみを核酸アナログ治療中止の判断基準とすることはできない．

このような場合，HB コア関連抗原，および HBs 抗原が有用なマーカーとなる．HB コア関連抗原は核酸アナログ治療中も cccDNA と有意な正の相関を示すことが報告されている．実際に，核酸アナログ治療中止後に肝炎が再燃した症例の検討では，非再燃群は再燃群に比し，HB コア関連抗原量が有意に低値（3.2 vs. 4.9，$p=0.009$）であることが示され，HB コア関連抗原が核酸アナログ治療中止の指標となりうる可能性が示唆された．また，HBs 抗原も HB コア関連抗原同様に核酸アナログの逆転写阻害の影響が少ないと考えられ，核酸アナログ治療中止時の HBs 抗原量が低値の群（<1,000 IU/mL）では中止後の再治療率が有意に低率であった（18% vs. 63%，$p=0.049$）．

以上の結果を踏まえて，厚生労働省研究班は中止時 HBs 抗原量と中止時 HB コア抗原関連抗原量によって再燃リスクをスコア化し，合計スコアから再燃のリスクを3群に分けて成功率を予測している（⇒Q29）．核酸アナログ中止後，最終的に非活動性キャリアの状態，すなわち ALT が 30 U/L 以下かつ HBV DNA 量が 2,000 IU/mL（3.3 LogIU/mL）未満にまで低下すれば中止成功と考えてよいが，この場合でも肝線維化や発癌リスクを適宜評価し，必要な場合には核酸アナログによる再治療を考慮する．

> ### ここが治療のカギ

1. 血中 HBV DNA の陰性化のみを核酸アナログ治療中止の判断基準とすることはできない．HB コア関連抗原は核酸アナログ治療中も cccDNA と有意な正の相関を示す．HBs 抗原も HB コア関連抗原同様に核酸アナログの逆転写阻害の影響が少ない．
2. 核酸アナログの中止を検討する場合，まず患者背景および核酸アナログ治療上の必要条件を確認したうえで，再燃リスクを予測し患者に対して十分に説明する．
3. 核酸アナログ中止後，最終的に非活動性キャリアの状態，すなわち ALT が 30 U/L 以下かつ HBV DNA 量が 2,000 IU/mL（3.3 LogIU/mL）未満にまで低下すれば中止成功と考えてよい．

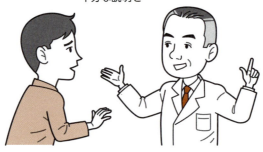

核酸アナログ中止には十分な説明を……

C 特殊なケース

Case 27

妊娠したHBVキャリアが紹介されてきたら

> 30歳の女性．産科から初診の妊婦がHBs抗原陽性であったとのことで消化器内科へ紹介された．血液検査を受けたことはなく，今回がはじめての指摘である．現在妊娠4ヵ月．産科での血液検査ではHBs抗原陽性，ALT 22 U/L．

さて，どうする？

- まず通常のHBVキャリア同様，血液検査や画像検査によって妊娠したHBVキャリアの肝の状態を評価し，治療適応の有無を決定する．加えて夫・パートナー，および児に対するHBV感染を防止することが必要である．
  - ALTは正常，HBe抗原陽性，HBV DNA 7.2 LogIU/mL，腹部エコー検査でも慢性肝疾患の所見はなく肝はほぼ正常と考えられ，無症候性キャリアと診断し現在治療適応はないと判断した．出産後もHBVキャリアとして経過観察が必要であることを伝え，消化器内科を再診するよう指示した．
  - 夫ないしパートナーにHBVを感染させてしまう可能性についても説明し，パートナーのHBs抗原・抗体を測定して，HBs抗原陰性・HBs抗体陰性の場合，ワクチン接種を行う．
  - 出産後は新生児に対して母子感染防止処置（出生時HBIG投与＋出生時・1ヵ月・6ヵ月時にHBワクチン投与）を施す．

1. HBVキャリアの妊娠・出産はまれではない

無症候性キャリアは通常若年であり，女性であれば妊娠することは当然のことながらまれではない．また，後で述べるように現在日本ではB型肝炎母子感染防止事業が行われており，妊娠が判明した時点で公費によってHBs抗原検査が行われる．ここでHBs抗原陽性のHBVキャリアであることが判明し，内科・消化器内科へ紹介されてくることも経験される．そのような場合，内科医としてはどのように対応すべきだろうか．

2. HBV キャリアである妊婦を診るとき

　まず現在の HBV と肝の状態をスクリーニングするのは一般の HBV キャリアと同様である．経過観察していた無症候性キャリアであれば状態はおおむね把握されているが，紹介されてきた HBV キャリア妊婦であれば，<u>ALT 値を含めた血液生化学検査，HBs 抗原定量（MAT 法などで HBs 抗原定性・半定量測定だけが行われている場合も多い），HBe 抗原・抗体，HBV DNA 量，HBV ゲノタイプなどを測定し，さらに必ず腹部超音波検査を行って肝の状態を把握し，治療適応の有無を決定する</u>．多くの場合，妊婦は無症候性キャリアであり治療介入は不要である場合が多く，治療適応基準に達していても妊娠中の核酸アナログの投与は可能な限り回避する．ただし肝線維化の進行が疑われる場合など治療が避けられない場合は，胎児への安全性が比較的高い TDF を選択する．まれではあるが肝発癌もみられるため注意が必要である．肝細胞癌の腫瘍マーカーである AFP は胎児の発育に合わせて上昇していくため，妊娠中は測定する意味はない．

　また，はじめて HBV キャリアであることを指摘された症例であれば，夫ないしパートナーに HBV 感染が起こる可能性を認識していないため，パートナーの HBs 抗原・抗体を確認し，HBs 抗原陰性・HBs 抗体陰性であれば感染予防のためパートナーへのワクチン接種が必要であることも説明する．

> ここが判断のポイント！

3. 出産する児への HBV 母子感染を防止するために

　併せて，生まれてくる児への母子感染を防止する必要がある．母子感染防止処置は通常産科・小児科医によって行われるため内科医はあまりなじみがないが，内容については熟知しておく必要がある．

　母子感染により児が HBV キャリアになるかどうかは妊婦の HBe 抗原の有無が大きく関係している．妊婦が HBe 抗原陽性の場合生まれた児の 85％がキャリアになるのに対し，妊婦が HBe 抗原陰性・HBe 抗体陽性の場合はほとんどの場合 HBV の一過性感染に終わる．このため，1986 年から HBe 抗原陽性妊婦に限定して，HBIG（抗 HBs ヒト免疫グロブリン）と HB ワクチンとによる母子感染防止事業が公費で行われることとなった．しかし HBe 抗体陽性の妊婦から生まれた児でも時に急性肝炎・劇症肝炎が発症するため，1995 年からは HBe 抗原陽性・陰性にかかわらず，すべての HBs 抗原陽性妊婦から生まれる児に対する母子感染防止処置が健康保険で行われることになった（⇒Q3）．

　母子感染防止処置の導入直後は HB ワクチンを出生直後の児に接種することの

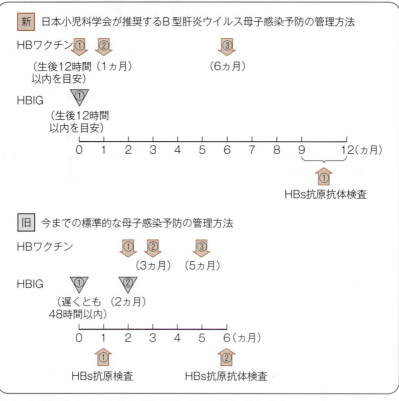

図9　B型肝炎ウイルス母子感染予防の管理方法（新・旧）
（「B型肝炎ウイルス母子感染予防のための新しい指針」公益社団法人　日本小児科学会ホームページより許諾を得て転載）(http://www.jpeds.or.jp/modules/activity/index.php?content_id=141)（2018年2月閲覧）

　安全性が懸念されたため，出生直後はHBIGのみを投与し，2ヵ月の時点で抗体価の低下を防ぐためHBIGを再投与するとともにHBワクチンを接種，さらに3ヵ月・5ヵ月とHBワクチンを接種していた（図9）．しかし，HBワクチンの品質が向上して安全性が高まったこともあり，2013年12月には出生直後にHBIGとともにHBワクチンを接種し，1ヵ月・6ヵ月にHBワクチンをさらに接種する現行の処置に変更された（図9）．2016年10月のユニバーサルワクチン導入により，現在ではこれらの処置はすべて公費負担となっている．

> **ここが治療のカギ**

1. HBVキャリアである妊婦では，ALT値を含めた血液生化学検査，HBs抗原定量，HBe抗原，HBV DNA量，HBVゲノタイプなどを測定し，さらに必ず腹部超音波検査を行って肝の状態を把握し，治療適応の有無を決定する．
2. 治療が避けられない場合は，胎児への安全性が比較的高いTDFを選択する．まれではあるが肝発癌もみられるため注意が必要である．肝細胞癌の腫瘍マーカーであるAFPは胎児の発育に合わせて上昇していくため，妊娠中は測定する意味はない．
3. 2013年12月以降は母子感染予防処置として，出生直後にHBIGとともにHBワクチンを接種し，1ヵ月・6ヵ月にHBワクチンをさらに接種している．2016年10月のユニバーサルワクチン導入により，現在ではこれらはすべて公費負担である．

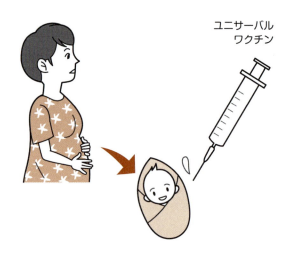

ユニサーバルワクチン

C 特殊なケース

Case 28

HCV にも感染している！ 治療はどうする？

> 55歳の男性．健診で HBs 抗原陽性，HCV 抗体陽性を指摘されたため受診した．ALT 56 U/L，HBs 抗原陽性，HBe 抗原陰性，HBV DNA 3.1 LogIU/mL，HCV 抗体陽性，HCV RNA 6.3 LogIU/mL，HCV セロタイプ 2 型．腹部エコー検査では肝線維化は軽度と判断された．今まで HBV，HCV のいずれに対しても治療が行われたことはない．

↪ さて，どのように治療する？

- HBV・HCV 共感染例では単独感染例よりも線維化の進行が速く，より積極的な抗ウイルス治療が必要である．まず HCV に対する治療を行い，HCV 排除後あらためて HBV の治療適応を評価する．
- まず，ALT 値・HBV DNA 量の動きをみながら HBV 再活性化に注意しつつ，HCV に対して直接型抗ウイルス薬による治療を行い，HCV を排除した．
- HCV の排除後，ALT は 23 U/L と正常化し，HBV DNA も 3.0 LogIU/mL と増加することはなかった．線維化は軽度であり，HBV に対しては非活動性キャリアであり治療適応はないと判断した．

1. HBV・HCV の共感染

　HCV 感染に HBV 感染を合併する頻度は海外では 2～10% と報告されているが，これは日本より HBV の浸淫度の高い国のデータであり，国内での頻度はこれよりも低いと考えられる．HBV と HCV との共感染の場合，おそらくウイルス相互の干渉作用により，増殖の盛んなウイルスはどちらか一方だけであることが一般的である．通常 HCV の活動性が強く，HBV の増殖は抑制されている場合が多い．どちらのウイルスが肝障害の原因となっているかについては，臨床経過を観察し，それぞれのウイルス量の変動と肝機能の変動との関係から判断する．
　HBV・HCV 共感染例では，HBV ないし HCV 単独感染例よりも線維化が進展し

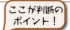

やすく,肝硬変への進行の頻度も高いため,積極的な抗ウイルス治療が望ましい.現在ではHCVに対する抗ウイルス治療が進歩し,2～3ヵ月の投薬によってほぼ100％の症例でHCVが排除され,副作用もほとんどない.HBV共感染例でもHCVに対する抗ウイルス効果が低下することはない.したがって,未治療のHBV・HCV共感染例ではまずHCVに対して抗ウイルス治療を行うべきである(表14).HBVに対してすでに核酸アナログが使用されている症例では,核酸アナログの使用を継続したままHCVに対する抗ウイルス治療を行う.

2. HBVの再活性化に注意を

HBVとHCVの重複感染例,あるいは現時点におけるHBV感染がないHBV既往感染例におけるHCV感染に対して,HBVに対する核酸アナログの投与を行わないままHCVに対する抗ウイルス治療を単独で行うと,HBVの再活性化および重症肝炎が起こる可能性があり,厳重な注意が必要である.海外からソホスブビル＋シメプレビル併用療法やソホスブビル＋レジパスビル併用療法の施行例において,インターフェロン同様,HCV排除後にHBVの再活性化およびそれに伴う重症肝炎が生じたと報告されており,症例のなかにはHBV既往感染例も含まれている.また国内でも,HBs抗原陽性のHBV共感染例に対するダクラタスビル＋アスナプレビル併用療法開始後,HCV RNA量が低下する一方でHBV再活性化が生じたという事例が生じており,死亡例も報告されている.こうした症例では,もともとHCV感染がHBVの増殖を抑えていたところ,HCVに対する抗ウイルス治療によりHCVが急速に排除された結果,HBVの増殖への抑えが外れ,HBVが再活性化したと考えられる.したがって,HBV・HCV共感染例に対する抗HCV治療においては,HBVの再活性化に注意が必要である.

ただし,再活性化のリスクは免疫抑制薬や抗がん薬投与時に比較すると低いと考えられるため,「免疫抑制・化学療法により発症するB型肝炎対策ガイドライン」

表14 HCVに対して推奨される抗ウイルス薬

ゲノタイプ1型	ゲノタイプ2型
エルバスビル（エレルサ®）＋グラゾプレビル（グラジナ®）	ソホスブビル（ソバルディ®）＋リバビリン（レベトール®）
グレカプレビル＋ピブレンタスビル（マヴィレット®）	
ソホスブビル＋レジパスビル（ハーボニー®）	

よりも緩和した対応が推奨される．まず，HCV に対する抗ウイルス治療施行前には，HBV 共感染ないし既往感染の有無を確認し，HBV 共感染（HBs 抗原陽性）であることが判明した症例でもすぐに核酸アナログを投与するのではなく，抗 HCV 治療前および治療中に HBV DNA 量など HBV マーカーをモニタリングし，HBV DNA 量の上昇がみられた場合には核酸アナログを投与する．また，C 型肝炎の経過中には ALT が時に上昇することがあり，HCV 感染の影響，また抗 HCV 治療中であれば薬剤の影響などをまず考えるところだが，HBV 共感染例・既往感染例では抗 HCV 治療の有無にかかわらず HBV の再活性化の可能性を考え，HBV DNA を測定することが望ましい．一方，既往感染例でも，抗 HCV 治療中の ALT 上昇時などにはやはり HBV 再活性化の可能性を念頭に置き，必要に応じて HBV DNA など HBV マーカーの検査を行い，再活性化が判明した場合には核酸アナログを投与する．ことに免疫抑制状態にある患者の場合は，治療終了後に再活性化がみられる可能性があり注意が必要である．

3. HCV 治療後に再度 HBV の状態を評価し治療適応を確認する

現在第一選択として推奨されている抗ウイルス薬であれば，ほぼ 100％の症例で HCV を排除できる．この後で再度 HBV の状態を評価する．治療前に ALT 値が上昇していた症例であっても，HCV の排除により ALT 値が基準値範囲内へ低下することもあり，この場合には線維化進展例でなければ HBV の治療適応から外れるため，そのまま経過観察することも可能である．以前から核酸アナログの投与を行っていた症例ではそのまま治療を継続する．

ここが治療のカギ

❶ 未治療の HBV・HCV 共感染例ではまず HCV に対して抗ウイルス治療を行う．現在第一選択として推奨されている抗ウイルス薬であればほぼ 100％の症例で HCV を排除できる．

❷ 再活性化のリスクは免疫抑制薬や抗がん薬投与時に比較すると低いと考えられるため，「免疫抑制・化学療法により発症する B 型肝炎対策ガイドライン」よりも緩和した対応が推奨される．

C 特殊なケース

Case 29

HIVにも感染している！　治療はどうする？

34歳の男性．4日前から黄疸が出現したため来院した．意識は清明．総ビリルビン9.5 mg/dL，ALT 856 U/L，プロトロンビン時間96％，HBs抗原陽性，HBe抗原陽性，IgM型HBc抗体陽性，HBV DNA 6.1 LogIU/mL，HBVゲノタイプAでB型急性肝炎と診断した．HIV抗体を検査したところ陽性であった．経過をみていたところALTは徐々に低下したものの正常化せず，HBV DNAも陰性化しない．

さて，治療はどうする？

- HBV・HIVのいずれにも感染しているB型急性肝炎症例．意識は清明，プロトロンビン時間の延長はなく，劇症肝炎への進展のおそれはないと判断した．
  - 慢性化率の高いゲノタイプA型であり，実際HBV DNAが陰性化せず慢性化しつつあり，HBVに対する抗ウイルス治療が必要である．
  - しかし，HIVにも感染しているため，通常のHBVキャリアのようにETV，TDFなど単剤によって核酸アナログ治療を行うことは避けた．
- 感染症専門医に相談し，抗HBV作用・抗HIV作用を併せ持つ核酸アナログを含んだ3種以上の抗HIV薬により治療を行った．

1. HBV・HIVの疫学は？

　HBVとHIVとはいずれも性感染症であり感染経路が同一であるため，HBVキャリア，特に成人して感染したHBVキャリアではHIV共感染の可能性を念頭に置く必要がある．HIV感染症患者におけるHBs抗原陽性率は6.3％，HBs抗体陽性率は約60％であり，HIV感染者のおよそ3分の2ではHBVの共感染あるいは既往感染が存在する．HIV感染症による免疫異常はHBV感染後の慢性化率を最大23％にまで上昇させるとの報告がある．また，HBV・HIV共感染例でのHBVゲ

ノタイプは8割以上が感染後慢性化しやすいゲノタイプAであり，成人した後HIVおよびゲノタイプAのHBVに感染し，いずれも慢性感染に移行した可能性を示唆する．したがって，B型急性肝炎のみならずB型慢性肝炎，ことにゲノタイプAの患者ではHIV感染症を合併している可能性を考えねばならない．

2. 治療にあたって注意すべきこと

HIV共感染例では主として抗HBV作用・抗HIV作用を併せ持つ核酸アナログにより治療を行う．抗HBV作用のある抗HIV薬を表15に示す．HIV感染症の治療（antiretroviral therapy：ART）としては，一般にはテノホビル/エムトリシタビン（ツルバダ®）あるいはテノホビル+ラミブジンを基本とし，残りの1剤をインテグラーゼ阻害薬，非核酸系逆転写酵素阻害薬，プロテアーゼ阻害薬の1種類から選んでキードラッグとするARTを施行する．

a）薬剤耐性変異

ARTは薬剤耐性変異HIVの出現を防ぐため3種類以上の抗HIV薬を用いて行う．したがって，抗HIV作用があるといっても，通常のHBVキャリア同様にETV，

表15　抗HBV作用のある抗HIV薬*

一般名	商品名	略号	用法・用量	備考
ラミブジン	エピビル	3TC	300mg/分1または300mg/分2	腎不全では減量が必要 用量はゼフィックスとは異なる
エムトリシタビン	エムトリバ	FTC	200mg/分1	腎不全では減量が必要
テノホビル・ジソプロキシルフマル酸	ビリアード	TDF	300mg/分1	腎不全では減量が必要
エムトリシタビン+テノホビル・ジソプロキシルフマル酸	ツルバダ	FTC + TDF	1錠/分1	腎不全では減量が必要
ジドブジン+ラミブジン	コンビビル	AZT + 3TC	2錠/分2	腎不全では減量が必要 ヘモグロビン7.5g/dL未満では禁忌 イブプロフェンとの併用が禁忌
アバカビル+ラミブジン	エプジコム	ABC + 3TC	1錠/分1	腎不全では減量が必要 重度の肝障害に対しては禁忌
エルビテグラビル+コビシスタット+エムトリシタビン+テノホビル・ジソプロキシルフマル酸	スタリビルド	EVG + COBI + FTC + TDF	1錠/分1	腎機能異常例への投与には注意が必要

*：ここに記載されている薬剤はエルビテグラビルとコビシスタットを除くすべて核酸系逆転写酵素阻害薬である．
（日本肝臓学会　肝炎診療ガイドライン作成委員会（編）．B型肝炎治療ガイドライン（第3版），2017: p.92 より許諾を得て転載）（http://www.jsh.or.jp/medical/guidelines/jsh_guidlines/hepatitis_b）（2018年2月閲覧）

TDFなど単剤によって核酸アナログ治療を行うことは避けなければならない．また，抗HBV薬を含んだARTを導入する前に，抗HBV作用のある薬（LAM，ADV，ETVのほか，表15に記載した抗HIV薬を含む）の投与歴がないかどうかの確認が必要である．これらの薬の投与歴がある場合すでに薬剤耐性変異HIVが生じている可能性があるため，ARTに使う薬剤の選択に関して感染症医と十分に相談する．

b）免疫再構築症候群

CD4数（正常では800〜1,200/μL）が大きく低下している症例に対してARTを導入した場合，細胞性免疫の回復による肝炎の増悪が起こることがある．免疫再構築症候群と呼ばれ，大部分はART開始から16週以内に起きる．肝予備能の乏しい症例にARTを行う場合には，免疫再構築症候群によって肝炎が増悪する可能性を念頭に置き，ART導入前に肝予備能を評価しておく．肝予備能が低下している症例では，肝障害を起こす可能性の高いプロテアーゼ阻害薬，非核酸系逆転写酵素阻害薬はARTのレジメンに含まないことが望ましい．

抗HBV薬を含んだART中に起きた免疫再構築症候群は，多くの場合一過性である．トランスアミナーゼが基準値の5〜10倍を超える場合には，治療の中止も考慮するが，可能であればARTを中止せずに対処する．

c）薬物性肝障害

ARTを行う際には抗HIV薬による薬物性肝障害にも注意する必要がある．プロテアーゼ阻害薬，非核酸系逆転写酵素阻害薬の投与時に問題になる．肝障害はART継続下でも軽快する場合が多いとされているが，肝線維化の進展した症例ほど高頻度に出現するため，特に肝硬変の症例に対してARTを行う際には注意が必要である．肝障害の出現・増悪時にはARTの中断・薬剤の変更を考慮する必要がある．

d）その他

TDF，ADVは長期使用した場合の腎障害，低P血症，骨減少症・骨粗鬆症が問題になる．ARTの副作用などで"抗HBV作用のある抗HIV薬"（ラミブジン，エムトリシタビン，テノホビル，ツルバダ®）を中止せざるを得ない場合，中止後の肝炎の再燃・重症化の危険性がある．中止後もできれば2種類の抗HBV薬が投与されることが望ましい．必要に応じてETV，ADVの併用も検討すべきである．

HBVのみに治療適応があり，HIV感染症には治療適応がない，あるいは治療を望まないという状況はまれであるものの，このような場合には，Peg-IFNα-2aの

使用が考慮される．

> **ここが治療のカギ**
>
> ❶ B 型急性肝炎のみならず B 型慢性肝炎，ことにゲノタイプ A の患者では HIV 感染症を合併している可能性を考えねばならない．
> ❷ 免疫再構築症候群（CD4 数が大きく低下している症例に対して ART を導入した場合細胞性免疫の回復によって生ずる肝炎の増悪），抗 HIV 薬による薬物性肝障害に注意する．

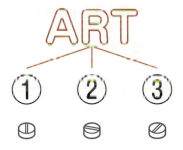

C 特殊なケース

Case 30

腎機能障害・透析中の患者にはどう対応する？

> 38歳の女性．健診で尿蛋白を指摘されたため受診した．アルブミン 2.8 g/dL，ALT 28 U/L，BUN 18 mg/dL，クレアチニン 0.7 mg/dL，尿蛋白（3＋）．クレアチニンクリアランス 72.5 mL/分．HBs 抗原陽性，HBe 抗原陽性，HBV DNA 4.1 LogIU/mL．腹部エコー検査では肝・腎ともに異常はみられない．

➡ 腎臓専門医から HBV に対する治療について相談された．さて，どう返事する？

- HBV DNA はやや上昇しているが ALT は低値，肝線維化もほとんどなく，無症候性キャリアと判断され肝炎に対する治療適応基準はない．しかし，ネフローゼ症候群を合併しており，腎障害の改善を期待した抗ウイルス治療の適応がある．
- TDF は長期投与による腎機能障害のリスクがあるため，ETV あるいは TAF の投与を開始する．CASE ではクレアチニンクリアランスの低下はなく，通常用量の投与でよい．

（処方例）
バラクルード（0.5mg）1錠　分1（空腹時）
　あるいは
ベムリディ（25mg）1錠　分1（朝食後）

1. HBV 感染と腎機能障害

腎機能障害を持つ患者が HBV に感染している場合，HBV 感染それ自体が腎機能障害の原因になっていることがある．最も高頻度にみられるのは膜性腎症である．

B 型肝炎に伴う膜性腎症は成人には少なく，小児ことに男児に多い．通常ネフ

ローゼ症候群を呈する．小児では肝機能異常を示すことは少ないが，成人ではトランスアミナーゼの上昇をみることが多い．B型肝炎に伴う膜性腎症ではHBe抗原が腎糸球体に沈着することが報告されており，HBe抗原が発症に重要であると考えられている．腎組織像にHBV関連抗原（HBe抗原，HBs抗原，HBc抗原のいずれかあるいは複数）が，免疫グロブリン（主としてIgGやIgM）や補体成分と同様の沈着パターンで糸球体へ沈着しているのが証明されればHBV関連腎症と診断する．

小児では自然寛解の報告もみられるが成人の膜性腎症は必ずしも予後良好ではなく，自然寛解はまれで，3分の1の症例は腎不全に進行したとの報告もある．ネフローゼ症候群の治療として一般に使用されるステロイドなどの免疫抑制薬はHBV増殖をきたす可能性があるため，膜性腎症を含むHBV関連腎症と診断された場合にはまずHBVに対して核酸アナログによる抗ウイルス治療を行う．膜性腎症と診断されていない場合でも，また肝病態が治療適応基準に達していなかった場合でも，腎機能の改善を期待して抗ウイルス治療を行うことが推奨される．B型肝炎に伴う膜性腎症は，HBe抗原セロコンバージョンすれば病状は軽快することが多い．B型肝炎ウイルス関連抗原を糸球体に検出できなかった場合でも，HBe抗原セロコンバージョンに伴い尿所見が正常化すればHBVウイルス関連腎症と考えてよい．

2．腎機能障害患者に対する抗ウイルス治療

HBV感染腎機能障害患者に対して抗ウイルス治療を行う場合も長期投与が想定されるため耐性変異を惹起する可能性の高いLAM，ADVは使用するべきではない．また，長期投与により腎機能障害を悪化させる可能性のあるTDFも避けるべ

表16　腎機能障害患者での核酸アナログ投与間隔

クレアチニンクリアランス (mL/分)	ETV	TAF
50以上	1錠/日	1錠/日
30以上50未満	1錠/2日	1錠/日
15以上30未満	1錠/3日	1錠/日
10以上15未満	1錠/3日	中止
10未満	1錠/7日	中止
血液透析，腹膜透析	1錠/7日*	中止

＊：血液透析日は透析後に投与する．
（ETV，TAF添付文書を参考に著者作成）

きであり，ETV，TAF の使用が推奨される．ただし，表 16 に示すように，ETV は腎機能障害患者に投与すると血中濃度が高くなるおそれがあるため，クレアチニンクリアランスの低下にともなって投与間隔を延長する必要がある．また，TAF は投与開始時にクレアチニンクリアランスが 15 mL/分以上であることを確認する必要があり，投与開始後に 15 mL/分を下回った場合には投与中止を考慮する．

ここが治療のカギ

1. B 型肝炎に伴う膜性腎症は成人には少なく，小児ことに男児に多い．通常ネフローゼ症候群を呈する．HBe 抗原セロコンバージョンすれば病状は軽快することが多い．
2. 腎機能障害患者に ETV を投与すると血中濃度が高くなるおそれがあるため，クレアチニンクリアランスの低下にともなって投与間隔を延長する必要がある．
3. TAF は投与開始時にクレアチニンクリアランスが 15 mL/分以上であることを確認する必要があり，投与開始後に 15 mL/分を下回った場合には投与中止を考慮する．

索引

欧文

A
ADV（adefovir）　27, 33, 99
ADV 耐性変異ウイルス　99
ALT 値　14
antiretroviral therapy（ART）　125

B
B 型肝炎ウイルス　2

C
covalently closed circular DNA（cccDNA）　2, 27

D
Dane 粒子　2
de novo 肝炎　9
DNA ポリメラーゼ　2

E
ETV（entecavir）　27, 33, 62, 66, 88, 90
ETV＋ADV 併用治療　104
ETV＋TAF 併用治療　105
ETV＋TDF 併用治療　104
ETV 耐性変異ウイルス　88

H
HBc 抗原　21
HBc 抗体　21
HBe 抗原　2
HBe 抗原陰性慢性肝炎　4, 49
HBe 抗原セロコンバージョン　3, 22, 47
HBe 抗原陽性慢性肝炎　4, 46
HBs 抗原　17, 21
HBs 抗原消失　15
HBs 抗原セロコンバージョン　3
HBs 抗原測定試薬　19
HBs 抗体　21
HBV core-related antigen　25
HBV DNA 量　11, 13, 14, 23, 24, 50
HBV・HCV 共感染　121
HBV 再活性化　10, 11, 44, 76
HBV 母子感染防止事業　5, 43
HB コア関連抗原　25
HCV 感染　121
hepatitis B virus（HBV）　2
HIV 感染症　8
human immunodeficiency virus（HIV）　2, 27, 124

I
IFN stimulated genes（ISGs）　26, 81
IFN 誘導遺伝子　26, 81
interferon（IFN）　26

L
LAM（lamivudine）　27, 33, 74, 84, 86
LAM＋ADF 併用治療　99, 102
LAM＋TDF 併用治療　104
LAM 耐性変異ウイルス　84

P
Peg-IFN　26, 28, 30, 32, 57, 81
pregenomic RNA　27

T
TAF（tenofovir alafenamide）　27, 33, 62, 66, 86, 90, 96, 98
TAF 耐性変異ウイルス　96
TDF（tenofovir disoproxil fumarate）　27, 33, 62, 66, 91, 94

索引

TDF 耐性変異ウイルス　91

Y
YMDD モチーフ　84

和文

あ
アデホビル　27
アルブミン値　107

い
インターフェロン　26
インフルエンザウイルス　2
インフルエンザ様症状　32

え
エンテカビル　27
エンベロープ　2

か
核酸アナログ　8, 27, 28, 33, 34, 35, 61
核酸アナログ治療中止　113
肝炎医療費助成　63
肝硬変　65
間質性肺炎　32
肝生検　46, 54
関節痛　32
肝線維化評価　55
完全閉環二本鎖 DNA　2, 27
眼底出血　32

き
逆転写酵素　2
急性肝炎　7, 8, 69
急性肝不全　72

け
劇症肝炎　9, 72

こ
コア　2
抗 HIV 薬　125
高感度 HBs 抗原測定　12
抗原特異的ヘルパー T 細胞　2
骨密度低下　35

さ
再活性化予防　76
再燃リスク　37
細胞傷害性　2

し
自己免疫疾患　32
腎機能障害　35, 99, 128
心筋症　32

す
垂直感染　5, 42
水平感染　42
頭痛　32

せ
全身倦怠感　32

そ
組織学的進展度　14

ち
治療目標　15

て
低 P 血症　35, 99
テノホビル・アラフェナミド　27
テノホビル・ジソプロキシルフマル酸塩　27

と
透析中　128

な
ナチュラルキラー細胞　2

に
乳幼児感染　5
妊娠　5, 44, 117

の
脳内出血　32

は
発癌リスク　13, 110
発熱　32

ひ
非活動性キャリア　3, 49
非代償性肝硬変　107
ヒト免疫不全ウイルス　2, 27, 124
ビリルビン値　107

ふ
不眠　32
フルダラビン　79
プロトロンビン時間　46, 70, 107

ほ
母子感染　5

ま
マクロファージ　2

み
慢性肝炎　57, 61
慢性甲状腺炎　32

む
無症候性キャリア　3, 42, 45

め
免疫応答期　3, 45, 49
免疫寛容期　3, 45
免疫再構築症候群　126

や
薬剤耐性　36
薬剤耐性変異　125
薬物性肝障害　126

ゆ
ユニバーサルワクチン　5, 6, 119

よ
抑うつ　32

ら
ラミブジン　27

り
リアルタイムPCR法　23
リツキシマブ　79
リバースセロコンバージョン　4

● 著者紹介 ●

田中　篤　(たなか　あつし)

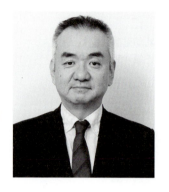

【現　職】
　帝京大学医学部内科学講座　教授

【経　歴】
　1988 年　東京大学医学部医学科卒業
　1988 年　聖路加国際病院内科レジデント
　1991 年　東京大学第一内科医員
　1996 年　カリフォルニア大学デービス校客員研究員
　2000 年　朝日生命成人病研究所研究員
　2002 年　聖路加国際病院内科医幹
　2003 年　帝京大学内科講師
　2011 年　同　教授

【学位ならびに専門医】
　1996 年　医学博士（東京大学大学院）
　2004 年　日本消化器病学会専門医
　2004 年　日本肝臓学会専門医
　2006 年　日本内科学会認定内科専門医
　2016 年　アメリカ肝臓病学会フェロー

【専門領域】
　消化器内科学，肝臓病学

【主な著書】
　『ガイドライン準拠　C 型肝炎治療 Q&A』（南山堂，2016 年）（編著）
　『C 型肝炎治療のための DAA の使い方』（文光堂，2016 年）（編著）

さてどうしよう？に答える B型肝炎治療 30 の方針 ― ガイドライン準拠

2018 年 6 月 5 日 発行

著 者 田中 篤
発行者 小立鉦彦
発行所 株式会社 南江堂
〒113-8410 東京都文京区本郷三丁目 42 番 6 号
☎(出版)03-3811-7236 （営業)03-3811-7239
ホームページ http://www.nankodo.co.jp/

印刷・製本 日経印刷
装丁・イラスト 田添公基

Policy of Hepatitis B Treatment 30
© Nankodo Co., Ltd., 2018

定価は表紙に表示してあります．
落丁・乱丁の場合はお取り替えいたします．
ご意見・お問い合わせはホームページまでお寄せください．

Printed and Bound in Japan
ISBN978-4-524-24539-0

本書の無断複写を禁じます．
JCOPY 〈(社)出版者著作権管理機構 委託出版物〉

本書の無断複写は，著作権法上での例外を除き禁じられています．複写される場合は，そのつど事前に，(社)出版者著作権管理機構（TEL 03-3513-6969，FAX 03-3513-6979，e-mail: info@jcopy.or.jp）の許諾を得てください．

本書をスキャン，デジタルデータ化するなどの複製を無許諾で行う行為は，著作権法上での限られた例外（「私的使用のための複製」など）を除き禁じられています．大学，病院，企業などにおいて，内部的に業務上使用する目的で上記の行為を行うことは私的使用には該当せず違法です．また私的使用のためであっても，代行業者等の第三者に依頼して上記の行為を行うことは違法です．